卫生中等职业教育规划教材配套教材

（供护理、助产专业使用）

妇产科护理学习助手

主　编　林　珊　何国喜

副主编　陈卓霞　谢红华

编　者　（按姓氏拼音排序）

陈卓霞（广东省阳江市卫生学校）
何国喜（广东省新兴中药学校）
黄俊婷（广东省新兴中药学校）
林　珊（广东省东莞卫生学校）
苏丽环（广东省肇庆医学高等专科学校）
谢红华（广东省江门中医药学校）
闫金凤（广东省湛江卫生学校）
杨　琼（广东省东莞卫生学校）
杨艳华（广东省嘉应学院医学院）
朱梦照（广东省惠州职业技术学院）

北京大学医学出版社

FUCHANKE HULI XUEXI ZHUSHOU

图书在版编目（CIP）数据

妇产科护理学学习助手/林珊，何国喜主编．—北京：北京大学医学出版社，2013.8（2021.12 重印）

卫生中等职业教育规划教材配套教材

ISBN 978-7-5659-0638-1

Ⅰ.①妇… Ⅱ.①林… ②何… Ⅲ.①妇产科学—护理学—中等专业学校—教学参考资料 Ⅳ.①R473.71

中国版本图书馆 CIP 数据核字（2013）第 206832 号

妇产科护理学学习助手

主　　编：林　珊　何国喜

出版发行：北京大学医学出版社

地　　址：（100191）北京市海淀区学院路 38 号 北京大学医学部院内

电　　话：发行部 010－82802230；图书邮购 010－82802495

网　　址：http：//www.pumpress.com.cn

E - mail：booksale@bjmu.edu.cn

印　　刷：北京市荣盛彩色印刷有限公司

经　　销：新华书店

责任编辑：许　立　杰　丽　**责任校对**：金彤文　**责任印制**：罗德刚

开　　本：787 mm×1092 mm　1/16　**印张**：9.25　**字数**：245 千字

版　　次：2013 年 9 月第 1 版　2021 年 12 月第 3 次印刷

书　　号：ISBN 978-7-5659-0638-1

定　　价：23.00 元

前　言

《妇产科护理学习助手》是卫生中等职业教育规划教材《妇产科护理》的配套教材，作为学生的学习辅助资料，本书由“重点、难点精编，护士执业考试模拟练习题，实训指导”三部分组成。其中，“重点、难点精编”是将教材的内容进行提炼所成，力求简而精，以利于学生抓住重点进行学习，文中粗体字标注的内容为考点，使学生一目了然，便于掌握；“护士执业考试模拟练习题”是围绕“全国护士执业资格考试大纲”内容编写而成，目的是使学生通过模拟练习，达到检测学习效果以及为应考打下基础；“实训指导”包括“学习目标、用物准备、操作程序及评分标准、实训要求”四个方面内容，可操作性较强，有利于学生学习、掌握。

由于编者的教学经验和学术水平有限，编写中难免出现不足或错误，敬请读者予以批评指正。

林　珊　何国喜

目　录

第一篇　重点、难点精编

第一章　女性生殖系统解剖与生理……… 1
第一节　女性生殖系统解剖…………… 1
第二节　女性生殖系统生理…………… 2
第二章　妊娠期生理及孕妇的保健……… 3
第一节　妊娠生理……………………… 3
第二节　妊娠期母体的生理及心理变化……………………………… 3
第三节　妊娠诊断……………………… 4
第四节　妊娠期孕妇护理……………… 4
第三章　正常分娩期母儿的护理………… 6
第一节　影响分娩的因素……………… 6
第二节　枕先露的分娩机制…………… 7
第三节　临产征象与产程分期………… 8
第四节　第一产程的临床经过及护理……………………………… 8
第五节　第二产程的临床经过及护理……………………………… 9
第六节　第三产程的临床经过及护理 ………………………… 10
第四章　正常产褥期产妇及新生儿的护理 ……………………………… 12
第一节　产褥期母体的变化 ………… 12
第二节　产褥期产妇的护理 ………… 12
第三节　正常新生儿的护理（略） … 13
第四节　母乳喂养 …………………… 13
第五章　妊娠并发症妇女的护理 ……… 15
第一节　流产 ………………………… 15
第二节　异位妊娠 …………………… 16
第三节　前置胎盘 …………………… 17
第四节　胎盘早期剥离 ……………… 18
第五节　妊娠期高血压疾病 ………… 19
第六节　早产 ………………………… 20
第七节　过期妊娠 …………………… 21
第八节　羊水量异常 ………………… 22
第六章　妊娠期合并症妇女的护理 …… 24
第一节　妊娠合并心脏病妇女的护理 ……………………………… 24
第二节　妊娠合并急性病毒性肝炎妇女的护理 …………………… 25
第七章　异常分娩妇女的护理 ………… 27
第一节　产力异常 …………………… 27
第二节　产道异常 …………………… 29
第三节　胎位异常患者的护理 ……… 30
第八章　分娩期并发症妇女的护理 …… 31
第一节　胎膜早破与脐带脱垂 ……… 31
第二节　子宫破裂产妇的护理 ……… 32
第三节　产后出血 …………………… 33
第四节　羊水栓塞 …………………… 35
第九章　胎儿窘迫及新生儿窒息的护理 ……………………………… 37
第一节　胎儿窘迫 …………………… 37
第二节　新生儿窒息 ………………… 38
第十章　异常产褥产妇的护理 ………… 40
第一节　产褥感染 …………………… 40
第二节　晚期产后出血 ……………… 40
第三节　产后抑郁症 ………………… 41
第十一章　妇科护理病历（略） ……… 42
第十二章　女性生殖系统炎症患者的护理 ……………………………… 43
第一节　概述 ………………………… 43
第二节　外阴部炎症 ………………… 43
第三节　阴道炎症 …………………… 44
第四节　子宫颈炎症 ………………… 46
第五节　盆腔炎症 …………………… 47
第六节　性传播疾病 ………………… 48
第十三章　月经失调患者的护理 ……… 50

第一节　功能失调性子宫出血 ……… 50
第二节　痛经 ……………………………… 51
第三节　绝经综合征 …………………… 52
第十四章　滋养细胞疾病患者的护理 ……………………………… 54
第一节　葡萄胎 ………………………… 54
第二节　侵蚀性葡萄胎及绒毛膜癌 … 55
第三节　化疗患者的护理 …………… 57
第十五章　妇科腹部手术患者的护理 …… 58
第一节　妇科腹部手术患者的一般护理 ……………………………… 58
第二节　子宫颈癌 ……………………… 60
第三节　子宫内膜癌 ………………… 62
第四节　子宫肌瘤 ……………………… 63
第五节　卵巢肿瘤 ……………………… 65
第六节　子宫内膜异位症 …………… 67
第十六章　外阴、阴道手术患者的护理 ……………………………… 69
第一节　外阴、阴道手术患者的一般护理 ……………………………… 69
第二节　外阴癌 ……………………… 70
第三节　尿瘘 ………………………… 72
第四节　子宫脱垂 …………………… 73
第十七章　不孕症妇女的护理 ………… 75
第一节　不孕症 ……………………… 75
第二节　辅助生殖技术及护理 ……… 76
第十八章　计划生育与妇女保健 ……… 78
第一节　避孕方法及护理 …………… 78
第二节　终止妊娠方法及护理 ……… 80
第三节　女性绝育方法及护理 ……… 81
第四节　妇女保健 …………………… 82
第十九章　妇产科常用护理技术（略） ……………………………… 82
第二十章　妇产科常用诊疗手术患者的护理（略） ………………… 82

第二篇　护士执业资格考试模拟练习

护士执业资格考试模拟练习卷（一） ………………………………… 83
护士执业资格考试模拟练习卷（二） ………………………………… 94
护士执业资格考试模拟练习卷（三） ………………………………… 105

第三篇　实训指导

实训一　产前检查（腹部四步触诊、骨盆外测量）……………… 118
实训二　正常分娩接生法…………… 120
实训三　新生儿窒息救护…………… 122
实训四　母乳喂养的指导…………… 124
实训五　妇科检查…………………… 126
实训六　会阴擦洗/冲洗 …………… 129
实训七　阴道灌洗…………………… 131
实训八　会阴热敷…………………… 133
实训九　阴道、宫颈上药…………… 135
实训十　会阴切开缝合术…………… 137

第一篇 重点、难点精编

第一章 女性生殖系统解剖与生理

第一节 女性生殖系统解剖

一、骨盆

1. 骨盆的组成与分界 由骶骨、尾骨及左右两块髋骨组成。**以耻骨联合上缘、髂耻缘及骶岬上缘的连线为界，将骨盆分为上下两部分，分界线以上为假骨盆（大骨盆），分界线以下为真骨盆（小骨盆）。**

2. 骨盆的平面及径线 ①入口平面：呈横椭圆形，前后径又称真结合径，平均长约11cm；②中骨盆平面：为骨盆的最小平面，呈前后径长的纵椭圆形，其横径又称坐骨棘间径，平均长约10cm，是中骨盆平面的重要径线；③出口平面：由两个不同平面的三角形组成，出口横径又称坐骨结节间径，平均8.5～9.5cm。

3. 骨盆轴（产轴） 是指连接骨盆腔各假想平面中心点的曲线。此轴上段向下向后、中段向下、下段向下向前，分娩时胎儿沿此轴娩出。

4. 骨盆倾斜度 妇女直立时，骨盆入口平面与地平面所形成的角度，一般为60°。若倾斜度过大会影响胎头衔接。

5. 骨盆底 由三层肌肉和筋膜组成，封闭骨盆出口，承托盆腔器官。

二、女性外生殖器

包括阴阜、大阴唇、小阴唇、阴蒂和阴道前庭。

三、女性内生殖器

位于真骨盆内，包括阴道、子宫、输卵管及卵巢，后二者常被称为子宫附件。

1. 阴道 上端包绕宫颈，环绕子宫颈周围的部分，称为阴道穹窿，分为前后左右四个部分，以**后穹窿最深，与盆腔最低部位的直肠子宫陷凹紧密相邻**，临床上可经此处穿刺或引流。阴道黏膜无腺体，经阴道杆菌分解后产生乳酸，使阴道保持一定的酸度，有防止致病菌繁殖的作用。

2. 子宫 位于盆腔中央，坐骨棘水平之上，正常为前倾前屈位。**成人子宫长7～8cm、宽4～5cm、厚2～3cm，重50g，宫腔容积约5ml。**宫体与宫颈之间最狭窄部分为子宫峡部，非孕时长约1cm，其上端为解剖学内口，下端为组织学内口。妊娠期子宫峡部逐渐伸展变长，妊娠末期可达 7～10cm。**子宫颈外口柱状上皮与鳞状上皮交界处，是宫颈癌的好发部位**。子宫韧带共 4 对，分别为圆韧带、阔韧带、主韧带和宫骶韧带。维持子宫处于正常位置主要依靠子宫韧带及盆底组织的支托。

3. 输卵管 是精子与卵子结合的场所，运送孕卵的管道，宫外孕的好发部位。由内向外分为间质部、峡部、壶腹部、伞部四部分。

4. 卵巢 具有产生卵子及女性性激素的功能。

四、邻近器官

有尿道、膀胱、输尿管、直肠、阑尾等。

第二节 女性生殖系统生理

一、女性各阶段的生理特点

女性一生包括新生儿期、儿童期、青春期、性成熟期、绝经过渡期和绝经后期。出生后 4 周内称为新生儿期。从月经来潮至生殖器官发育成熟为青春期。世界卫生组织规定青春期为 10～19 岁。乳房发育是女性第二性征的最初特征，为女性青春期开始的标志。第一次月经来潮，称为**月经初潮，为青春期的重要标志**。性成熟期为卵巢生殖功能与内分泌功能最旺盛时期，此期妇女卵巢功能成熟，有规律的周期性排卵。绝经期指卵巢功能开始衰退直至最后一次月经的时期，一般发生于 40 岁以后。妇女一生中最后一次月经称为绝经。

二、卵巢功能及周期性变化

1. 卵巢的周期性变化 卵巢包括卵泡发育及成熟、排卵和黄体的形成和退化。**排卵一般发生在下次月经来潮前的 14 天左右**。黄体可分泌孕激素（P）和雌激素（E）。在排卵后 7～8 日黄体发育达最高峰，直径达 1～2cm。若卵子未受精，黄体在排卵后 9～10 日开始萎缩（平均寿命 14 日左右）形成白体。黄体功能衰退后月经来潮，排卵日至月经来潮为黄体期，一般为 14 日。

2. 卵巢的功能 ①产生卵子并排卵的生殖功能；②产生性激素的内分泌功能。卵巢主要分泌雌激素、孕激素、少量雄激素及少量其他激素，其生理功能十分重要。

三、月经及子宫内膜周期性变化

1. 月经 是伴随着卵巢周期性排卵而出现的子宫内膜周期性脱落及出血。两次月经第 1 日的间隔时间为 1 个月经周期，平均 28 日。每次月经持续时间称为经期，一般 2～7 日。正常经量 30～50ml，超过 80ml 称为月经过多。月经血呈碱性、暗红色、无臭味，黏稠而**不凝固**。

2. 子宫内膜周期性变化 包括**增生期（月经周期的第 5～14 日）、分泌期（月经周期的第 15～28 日）、月经期（月经周期的第 1～4 日）**。分泌期有利于孕卵着床。

第二章　妊娠期生理及孕妇的保健

第一节　妊娠生理

一、受精与着床

卵子与精子结合的过程称为受精。一般发生在输卵管壶腹部。晚期囊胚侵入子宫内膜的过程称为孕卵植入，也称着床。

二、胎儿附属物

1. 胎盘　是由羊膜、叶状绒毛膜和底蜕膜组成。胎盘于妊娠 12 周时已基本形成。胎盘是母体与胎儿间进行物质交换的重要器官，是胎儿气体交换及消化、吸收、排泄的器官，有气体交换、营养物质供应、排出胎儿代谢产物、防御功能和合成功能。**胎盘能合成激素和酶，如人绒毛膜促性腺激素（HCG）、雌激素（E）、孕激素（P）、人胎盘生乳素（HPL）**等。

2. 胎膜　是由羊膜、平滑绒毛膜组成。

3. 脐带　足月胎儿的脐带长度为 30～70cm，平均 50cm。内有一条脐静脉和两条脐动脉。

4. 羊水　妊娠早期羊水是来自母体血清经胎膜进入羊膜腔的透析液。妊娠中期以后，胎儿尿液成为羊水的主要来源。足月妊娠时羊水量为 800～1000ml，多呈弱碱性。

三、胎儿发育

受精后的 6 周（即妊娠 8 周）内的人胚称为胚胎；以后称为胎儿。16 周末外生殖器可辨男女性别，部分孕妇可感觉胎动。20 周末检查孕妇时能听到胎心音。28 周末出生后易患呼吸窘迫综合征，生活力弱，需特殊护理方能生存。

第二节　妊娠期母体的生理及心理变化

一、生理变化

1. 子宫的变化　**妊娠 3 个月后，子宫超出盆腔而升入腹腔**，于耻骨联合上缘可摸到，足月子宫腔容量增加到 5000ml。**子宫峡部非孕期长约 1cm，妊娠 3 个月后，子宫峡部不断伸展，至妊娠末期可达 7～10cm，成为软产道的一部分，称为子宫下段。**

2. 血液的变化　血容量从妊娠 6 周起开始增加，**至妊娠 32～34 周达高峰**，血浆增加多于红细胞增加，致血液稀释，出现**生理性贫血**。白细胞增加。**妊娠期血液处于高凝状态**，为分娩后胎盘剥离面迅速止血提供保障。

3. 循环系统的变化　心率逐渐增加，心脏向左前方移位，**可在心尖区及肺动脉瓣区听到Ⅱ级以内柔和的收缩期吹风样杂音**。如孕妇长时间仰卧位，可引起回心血量减少，心搏出量降低，血压下降，称为**仰卧位低血压综合征**。

二、心理变化（略）

第三节　妊娠诊断

妊娠全过程分为3个时期：**12周末以前称为早期妊娠；13～27周末为中期妊娠；28周及其后称为晚期妊娠**。

一、早期妊娠诊断

主要症状有**停经、早孕反应、尿频**，妇科检查典型体征有黑加征、乳房增大、乳头及乳晕着色。妊娠试验是通过检测血、尿标本中HCG，可作为早孕的辅助诊断。**B型超声（简称B超检查）检查是诊断早期妊娠快速、准确的方法**。

二、中、晚期妊娠诊断

主要临床表现有：①子宫增大：可根据子宫底高度判断妊娠月份；②胎动：**妊娠18～20周孕妇可自觉胎动**，3～5次/小时；③胎心音：妊娠18～20周左右可经孕妇腹壁用木听筒听到胎儿心音，**120～160次/分**，以在胎儿背部听诊最清楚。

三、胎产式、胎先露、胎方位

胎儿身体纵轴与母体身体纵轴之间的关系称为胎产式。最先进入骨盆入口的胎儿部分称胎先露。胎儿先露部的指示点与母体骨盆的关系称为胎方位，简称胎位。各种胎方位中，只有枕前位（枕左前、枕右前）为正常胎位。

第四节　妊娠期孕妇护理

一、产前检查的时间

产前检查从确诊早孕开始，首次产前检查未发现异常者，应于妊娠20～36周每4周检查一次，妊娠36周以后每周检查一次，共行产前检查9次。高危孕妇应酌情增加产前检查次数。

二、推算预产期

预产期（EDC）是按末次月经（LMP）的第一天计算，月份减3或加9，日数加7（农历日数则加15）。如记不清末次月经的日期或平时月经不规则，则可根据早孕反应时间、首次胎动时间以及子宫高度和胎儿大小等加以估计。

三、全身检查

正常孕妇血压不应超过140/90mmHg，或与基础血压相比，升高不超过30/15mmHg。

妊娠晚期体重每周增加不超过 500g，超过者应注意水肿或有隐性水肿。

四、产科检查

1. 腹部检查　①视诊；②触诊：四步触诊法能检查子宫大小，胎产式、胎先露及胎方位，先露部是否衔接；③听诊：胎心音在靠近胎背侧上方的孕妇腹壁上听得最清楚，**枕先露时，胎心音在脐下方右或左侧；臀先露时，胎心音在脐上方右或左侧；肩先露时，胎心音在脐下方听诊最清晰**。

2. 骨盆测量　①骨盆外测量：于首次产前检查时进行。**有髂棘间径（23～26cm）、髂嵴间径（25～28cm）、骶耻外径（18～20cm）、坐骨结节间径（8.5～9.5cm）、耻骨弓角度（90°）**，其中骶耻外径最重要；②骨盆内测量：测量径线主要有对角径和坐骨棘间径。

五、孕期指导

1. 妊娠中、晚期卧床休息时应多取左侧卧位。

2. 怀孕 6 个月后开始乳房的护理，在妊娠 12 周内和 28 周以后应避免性生活。

3. 孕期自我监护自 28 周开始，**每天计 12 小时内胎动累计数**。**如＜10 次，或逐日下降＞50%而不能恢复者，均考虑胎儿有宫内缺氧**。胎心音在 120～160 次/分，提示胎儿情况良好，**如胎心率＜120 次/分或＞160 次/分，提示胎儿缺氧**。

4. 妊娠 12 周内用药易造成胎儿发育畸形，应在医生指导下用药。

第三章　正常分娩期母儿的护理

分娩是指妊娠满 28 周以后，胎儿及其附属物由母体娩出的过程。**妊娠满 28 周至不满 37 周之间分娩为早产；妊娠满 37 周至不满 42 周之间分娩为足月产；妊娠满 42 周及以后分娩为过期产。**

第一节　影响分娩的因素

影响分娩的因素包括产力、产道、胎儿及精神心理因素。当这些因素均正常且相互适应时，分娩则顺利进行，称为正常分娩。

一、产力

将胎儿及其附属物从子宫内逼出的力量称为产力。产力包括子宫收缩力，腹肌、膈肌、肛提肌的收缩力。

1. 子宫收缩力　**是分娩的主要力量**，贯穿于分娩全过程。临产后，正常宫缩具有以下几个特点：①**节律性**；②**对称性**；③**极性**；④**缩复作用**。

2. 腹肌和膈肌收缩力（腹压）　是第二、第三产程娩出胎儿的重要辅助力量。

3. 肛提肌收缩力　在第二产程有助于胎先露进行内旋转、仰伸，在第三产程有助于胎盘娩出。

二、产道

产道是胎儿娩出的必经通道，分为骨产道和软产道两部分。

1. 骨产道　骨产道即真骨盆，通常将骨盆分为三个假想平面（详见第一章第一节）。

2. 软产道　由子宫下段、子宫颈、阴道及骨盆底软组织所构成的弯曲管道。分娩时扩张变软，有利于胎儿通过。

（1）子宫下段的形成：由非孕时长约 1cm 的子宫峡部伸展形成，至妊娠晚期被逐渐拉长至 7～10 cm 形成子宫下段，成为软产道的一部分。子宫上下段之间的子宫内面形成一环状隆起，称为**生理缩复环**。

（2）子宫颈的变化：①子宫颈管消失：**初产妇多是宫颈管先消失，宫口后扩张；经产妇多是宫颈管消失与宫口扩张同时进行**；②宫颈口扩张：宫口逐渐开大，**宫口开全时（直径 10cm）**，妊娠足月胎头方能通过。

三、胎儿

1. 胎儿大小　胎头是胎体最大的部位，也是通过产道最困难的部分。

（1）胎头结构：①胎头由两块顶骨、两块额骨、两块颞骨及 1 块枕骨组成；②颅骨间的缝隙称颅缝，主要有矢状缝、人字缝、冠状缝；③缝与缝之间的空隙称为囟门，分为前、后囟门，**前囟门（大囟门），呈菱形；后囟门（小囟门），呈三角形**；④胎头有一定的可塑性，通过产道时颅缝重叠使头颅变形，缩小体积利于娩出。临床上常以矢状缝和前、后囟门作为确定胎方位的标志。

（2）胎头径线：①双顶径：两侧顶骨隆突间距离，足月平均 9.3cm；②枕下前囟径：前囟中央至枕骨隆突下方的距离，足月平均 9.5cm；③枕额径：鼻根上方至枕骨隆突下方的距离，胎头常以此径线衔接，足月平均 11.3cm；④枕颏径：颏骨下方中央至后囟顶部间的距离，足月平均 13.3cm。

2. 胎位　只有枕前位为正常胎位，其余均为异常胎位。纵产式时，头先露较臀位易通过产道。横产式时足月的活胎不能通过产道。

3. 胎儿畸形　胎儿畸形造成某一部分发育异常可引起难产，如脑积水、连体儿等。

四、精神心理因素

精神心理因素能够影响机体产生一系列变化，使子宫收缩乏力、胎儿窘迫等。

第二节　枕先露的分娩机制

分娩机制是指胎儿先露部通过产道时，为适应骨盆各平面的形态与大小而被动地进行一系列的适应性转动，以其最小径线通过产道的全过程。现以枕左前位为例说明分娩机制。

【衔接】

胎头双顶径进入骨盆入口平面，颅骨最低点接近或达到坐骨棘水平称为衔接，也称为入盆。胎头取半俯屈状态以枕额径衔接。初产妇多在预产期前 1～2 周衔接，经产妇多在分娩开始后衔接。

【下降】

胎头沿产轴前进的动作称为下降。下降贯穿于分娩全过程。

【俯屈】

胎头下降至盆底时，胎头枕部遇肛提肌阻力，借杠杆作用使下颏部贴向胸壁，使衔接时的枕额径变为**枕下前囟径**。

【内旋转】

为了使胎头矢状缝与中骨盆及骨盆出口前后径相一致的动作称为内旋转。胎头于**第一产程末完成内旋转动作**。

【仰伸】

胎头沿骨盆轴下段继续向下向前的方向转向前，枕部以耻骨弓下方为支点，胎头逐渐仰伸，顶、额、鼻、口、颏相继从会阴前缘娩出。

【复位及外旋转】

胎头娩出后，为使胎头与胎肩恢复正常关系，胎头枕部自然向左旋转 45°恢复到原来位置，称为复位。为使双肩径与骨盆出口前后径一致，前肩在骨盆内向前向中线旋转 45°，胎头则随胎肩的旋转继续顺时针转 45°，称为外旋转。

【胎体娩出】

胎儿的前肩、后肩相继娩出，胎体及其下肢随之娩出。

第三节 临产征象与产程分期

一、先兆临产

分娩开始之前，往往会出现一些预示临产开始的症状，称为先兆临产。

1. **胎儿下降感**（轻松感）临产前2～3周，胎先露入盆，使宫底下降。孕妇常感觉上腹部轻松，呼吸转为畅快；因先露压迫盆腔器官组织，可出现尿频、腰酸腿痛等。

2. **假临产** 分娩前1～2周，出现不规律宫缩，宫缩持续的时间短（＜30秒）且不恒定，经休息或给镇静药物即可缓解。

3. **见红** 在临产前24～48小时内，阴道排出的血性分泌物称为见红。**是分娩即将开始最可靠的征象**。

二、临产诊断

临产的标志是规律的子宫收缩，持续30秒或以上，间歇5～6分钟，并伴有进行性子宫颈管消失、宫口扩张及胎先露下降。

三、总产程及产程分期

总产程指从规律宫缩开始至胎儿胎盘全部娩出为止。①**第一产程（宫口扩张期）：从规律宫缩开始至宫口开全为止**。初产妇11～12小时，经产妇6～8小时；②**第二产程（胎儿娩出期）：从宫口开全开始至胎儿娩出为止**。初产妇1～2小时，经产妇约1小时内；③**第三产程（胎盘娩出期）：从胎儿娩出开始至胎盘娩出为止**。5～15分钟，不超过30分钟。

第四节 第一产程的临床经过及护理

【临床经过】

一、规律宫缩

从临产的规律宫缩开始，宫缩强度逐渐增强，持续时间延长，间隔时间缩短。

二、宫口扩张

宫口开大至10cm的过程。**潜伏期是指从规律宫缩开始至宫口扩张3cm，约需8小时，超过16小时称为潜伏期延长。活跃期是指宫口扩张3～10 cm，约需4小时，超过8小时称活跃期延长**。

三、胎先露下降

胎先露下降是判断产程进展的重要标志之一。**胎先露下降的程度以颅骨最低点与坐骨棘水平的关系为标志**。颅骨最低点平坐骨棘水平时，用“0”表示；在坐骨棘水平上1cm时，用－1表示；在坐骨棘水平下1cm时，用＋1表示，以此类推。

四、胎膜破裂

破膜多发生在宫口近开全时。

【护理】

一、护理评估

1. 健康史　了解产妇的一般情况、有关病史包括有无不良孕产史及原因。

2. 身体状况　观察生命体征，了解产程进展、是否破膜及胎心音的变化。

3. 心理状况　入院后产妇易产生焦虑、紧张情绪；增强的宫缩可影响产妇进食和休息。

4. 辅助检查　通过肛查或阴道检查了解产程进展情况；胎儿监护仪了解胎儿安危情况。

二、护理措施

（一）一般护理

1. 活动与休息　宫缩不强者，鼓励产妇多在室内活动。若初产妇宫口扩张 5cm 以上，经产妇宫口扩张 3cm，应取左侧卧位卧床待产。

2. 清洁卫生　如未破膜，可根据条件进行淋浴或擦浴，更换医院的清洁衣服；并进行外阴备皮、擦洗。

3. 补充能量　鼓励产妇在宫缩间隙期，进高热量、易消化、清淡的饮食。

4. 排尿与排便　**临产后，应鼓励产妇每 2～4 小时排尿一次**，以免膀胱充盈影响宫缩及先露下降。如直肠充盈，应鼓励产妇自解大便。

（二）观察产程进展

1. 观察宫缩　最简单的方法是将一手放在产妇腹部，定时连续观察宫缩的情况，也可用胎儿监护仪观察宫缩。

2. 观察宫口扩张及先露下降　通过肛门检查了解宫口扩张、先露下降的情况，当肛门检查不清时，可在严格消毒后行阴道检查。

3. 监测胎心音　如胎心率超过 160 次/分或低于 120 次/分或不规律，提示胎儿窘迫，立即给产妇吸氧并报告医生作进一步处理。

4. 记录胎膜情况　一旦出现破膜应立即听胎心音，注意观察并记录羊水的颜色、性状、量和破膜的时间。

5. 绘制产程图

（三）心理护理

做好分娩知识宣传，建立良好的护患关系。可开展导乐陪伴分娩，增加安全感。

（四）健康指导

指导产妇保持良好心情，积极配合医务人员的处理与护理。

第五节　第二产程的临床经过及护理

【临床经过】

一、宫缩频而强

宫缩持续 1 分钟或更长，间歇 1～2 分钟，宫口开全。

二、产妇屏气

当胎头下降至盆底并压迫直肠时，反射性引起产妇产生排便感，不自主地向下屏气用力，增加腹压。

三、胎儿下降与娩出

1. 胎头拨露　随着产程进展，会阴体逐渐膨隆变薄，宫缩时胎头露出阴道口，宫缩间歇期，胎头又缩回阴道内，称为“胎头拨露”。

2. 胎头着冠　**经几次拨露后，当胎头双顶径越过骨盆出口，宫缩间歇时胎头不再缩回称为“胎头着冠”**。

3. 胎儿娩出　胎头着冠后，胎头枕部抵达耻骨弓下，并以耻骨弓下缘为支点仰伸娩出胎头，继之复位外旋转，前肩、后肩、胎体相继娩出。

【护理】

一、护理评估

1. 病史　了解宫口开全的时间、宫缩情况、破膜时间及羊水性状等。

2. 身体状况　了解子宫收缩、产妇使用腹压、胎先露下降情况等，评估会阴情况，判断是否需要行会阴切开术。

3. 心理状况　产妇因腹痛和急于结束分娩而焦虑不安，家属也常表现出紧张不安的情绪。

4. 辅助检查　用胎儿监护仪监护宫缩及胎心变化。

二、护理措施

1. 密切监护胎心　**每5～10分钟听胎心一次**。

2. 指导产妇正确使用腹压。

3. 接产　**初产妇宫口开全，经产妇宫口开大4cm应转入分娩室，准备接生。**外阴消毒，接产时**开始保护会阴的时间为胎头拨露会阴较紧张时**。

4. 健康教育　指导产妇正确使用腹压，及时补充能量，防止疲劳与体力衰竭。

第六节　第三产程的临床经过及护理

【临床经过】

一、胎盘剥离征象

剥离征象：①子宫体收缩变硬呈球形，宫底上升达脐上；②阴道有少量流血；③外露脐带自行延长；④用手掌尺侧在产妇耻骨联合上方轻压子宫下段，子宫体上升，外露于阴道口外的脐带不再回缩。

二、胎盘剥离及排出的方式

1. 胎儿面娩出　其特点是胎盘先娩出，后见阴道流血。此方式临床较多见。

2. 母体面娩出　其特点是先有较多阴道流血，胎盘后娩出。

【护理】

一、护理评估

（一）病史

了解产妇的生命体征、阴道流血及宫缩情况、有无会阴切开或撕裂等。

（二）身心状况

1. 母亲　胎儿娩出后，观察宫缩情况，有无胎盘剥离征象；产妇对新生儿性别、健康、外貌是否满意，能否接受新生儿，有无进入母亲角色。

2. 新生儿　作阿普加（Apgar）评分，判断新生儿有无窒息及窒息的程度。

二、护理措施

（一）新生儿护理

1. 清理呼吸道　是处理新生儿的首要任务。新生儿娩出后，立即用洗耳球或吸痰管吸净口鼻腔内的黏液和羊水，如呼吸道内的黏液和羊水已吸干净，用手指轻拍新生儿的足底促其啼哭。

2. Apgar 评分　评估新生儿有无窒息及窒息严重程度。**新生儿娩出后 1 分钟进行评分。以心率、呼吸、肌张力、喉反射及皮肤颜色 5 项体征为依据。8～10 分为正常；4～7 分为轻度窒息，经清理呼吸道即可恢复；0～3 分为重度窒息，需紧急抢救，5 分钟后需再次评分，了解新生儿预后。**

3. 保暖。

4. 脐带处理　结扎脐带的方法有棉线结扎法、气门芯胶圈套扎法、脐带夹、止血钳等。目前临床上多采用气门芯胶圈套扎法。

5. 其他护理　量身长、测体重、做标记、系手腕带、穿衣等。

6. 早开奶　产后 30 分钟内，指导产妇让新生儿进行第一次吸吮。

（二）产妇护理

1. 协助胎盘娩出　若胎儿娩出 30 分钟，胎盘仍未娩出，应查明原因，并进行人工剥离胎盘术等相应处理。

2. 检查胎盘胎膜　胎盘胎膜是否完整，及时发现和处理副胎盘，测量胎盘的大小、厚度、脐带的长度并做记录。

3. 检查软产道　检查会阴、尿道口周围、小阴唇内侧、阴道及宫颈有无裂伤。

4. 预防产后出血　胎盘娩出后，及时按压宫底，清除宫腔内积血，是防止产后出血的一种有力措施。

5. 产后护理　**产妇应在产房观察 2 小时，注意观察生命体征、阴道出血量、子宫收缩、膀胱是否充盈等情况。**

6. 健康教育　指导帮助产妇排尿；尽早让新生儿吸吮乳头及母乳喂养。

第四章　正常产褥期产妇及新生儿的护理

第一节　产褥期母体的变化

从胎盘娩出至产妇全身各器官除乳房外恢复或接近正常未孕状态，所需的一段时期，称为产褥期。一般为6周。

一、产褥期母体的生理变化

1. 生殖系统　①子宫：**子宫复旧**主要是宫体肌纤维缩复和子宫内膜再生。产后4周，子宫颈完全恢复至正常形态；②外阴及阴道：会阴部伤口均在产后3～5日愈合；③盆底组织：分娩时可有肌纤维部分断裂。

2. 乳房　胎盘娩出后，胎盘生乳素、雌激素水平急剧下降，体内呈低雌激素、高泌乳激素水平，乳汁开始分泌。**产后7日内分泌的乳汁称初乳，7～14日分泌的乳汁为过渡乳，14日以后分泌的乳汁为成熟乳。**

3. 血液循环系统　**产褥早期血液处于高凝状态，产后3天内血容量增加，使心脏负担加重。**产后红细胞计数和血红蛋白值增高，血细胞总数增加，红细胞沉降率于产后3～4周降至正常。

4. 消化系统　产后胃液分泌减少，尤其是胃酸分泌减少，使胃肠肌张力及蠕动减弱。

5. 泌尿系统　**产后1周尿量增多**。在分娩过程中，膀胱受压致使黏膜水肿、充血及肌张力降低，以及会阴伤口疼痛，**容易发生尿潴留**。

6. 内分泌系统　不哺乳产妇通常在产后6～10周月经复潮；哺乳产妇的月经复潮延迟，平均在产后4～6个月恢复排卵。

7. 腹壁　紫红色的妊娠纹变成白色妊娠纹和产后腹壁松弛。

二、产褥期母体的心理调适

主要表现为适应家庭新成员孩子的到来和母亲角色的确认，其过程一般经历3个时期：依赖期——依赖-独立期——独立期。

第二节　产褥期产妇的护理

一、护理评估

（一）病史

特别注意分娩过程中出现的异常情况。

（二）身体状况

1. 生命体征　①**体温：都不超过38℃**，并在24小时内自行恢复正常；②脉搏：略缓慢，为60～70次/分；③呼吸：深而慢，每分钟为14～16次；④血压正常；⑤褥汗。

2. 子宫复旧　**产后第1天子宫底稍上升平脐，以后每天下降1～2cm；产后10天子宫进入真骨盆腔内；产后6～8周恢复至非妊娠时的正常大小。**

3. 恶露　恶露内含有血液、坏死蜕膜组织及宫颈黏液等。恶露分为三种：**①红色恶露（血性恶露），持续3～4天；②浆液性恶露，一般持续2周；③白色恶露，一般持续2～3周。**

4. 产后宫缩痛　多见于经产妇。

（三）心理状况

二、护理措施

（一）一般护理

1. 居住环境　提供良好的居住环境。

2. 营养。

3. 个人卫生。

4. 大小便的管理　**产后4小时鼓励产妇排尿**，避免影响宫缩，及时发现尿潴留；预防便秘。

5. 休息和活动　产后6～12小时即可下床活动，**但不宜过早从事重体力劳动或长时间站立及蹲位活动，防子宫脱垂**。产后第二天开始做产褥期保健操。

6. 观察生命体征。

7. 心理调适。

（二）生殖系统的观察与护理

1. 观察子宫复旧和恶露情况。

2. 会阴护理。

（三）产后健康教育及计划生育指导

1. 产后知识宣教。

2. 计划生育指导　**产褥期禁止性交，产后6周即采取避孕措施，哺乳者以工具避孕为宜。**

3. 产后随访　包括产后访视和产后健康检查。产后访视至少3次，**产后42天母婴回医院做健康检查**。

第三节　正常新生儿的护理（略）

第四节　母乳喂养

一、母乳喂养的优点

1. 母乳主要成分的比例最适合婴儿机体的特征和需要。

2. 母乳有免疫作用，能提高婴儿的抵抗力。

3. 增进母子间的感情，母亲的怀抱是婴儿最安全的港湾，有利于孩子以后的身心健康。

4. 母乳喂养方便、经济；母乳直接从乳腺分泌，温度适宜，无污染。

二、影响母乳喂养的因素

1. 母亲因素　①心理因素：产妇产前产后的心理状况；②社会因素：母乳喂养的支持与帮助不够；③生理因素：因为疾病，医学观点不适宜哺乳。

2. 婴儿因素。

三、母乳喂养的指导

（一）哺乳方法

1. 实行母婴同室。

2. 指导并帮助产妇正确喂哺　指导吸吮正确姿势；指导产妇选择舒适位置；正确判断奶量是否充足。

（二）哺乳期乳房常见问题的预防和处理

1. 乳房胀痛　多因乳管不畅或阻塞导致，**产后尽早开奶（一般于产后半小时内开始哺乳）、按需哺乳**、及时排空乳房。

护理要点：①哺乳前热敷乳房，保持乳腺管的通畅；②两次哺乳间冷敷乳房，减少局部充血；③按摩乳房；④婴儿吸吮不够时，可借助吸奶器吸引，排空乳房；⑤中药散结通乳，可外敷芒硝等。

2. 乳头皲裂　多因为哺乳方法不正确导致，指导产妇掌握正确的哺乳姿势，纠正婴儿的吸吮姿势，正确含接，喂奶前用温水擦洗乳头，哺乳结束后挤出少量乳汁涂抹在乳头上。

3. 乳汁不足　早接触，早开奶、营养充足、拥有愉快的心情和充足的睡眠。

4. 乳头异常　常见的有乳头凹陷和乳头平坦，应及时发现，在产前采取相应方法使乳头突出。

5. 退奶　①少进食汤水类食物；②芒硝敷乳房；③生麦芽煎服；④口服己烯雌酚。

第五章　妊娠并发症妇女的护理

第一节　流　产

【概述】

妊娠不足 28 周、胎儿体重不足 1000 克终止者，称为流产。妊娠 12 周以前终止者，称为早期流产，妊娠满 12 周至不足 28 周终止者，称为晚期流产。

治疗原则：先兆流产者保胎；难免流产者清宫；不全流产者清宫；完全流产者无需特殊处理；稽留流产者促胎儿和胎盘排出并预防凝血功能障碍；习惯性流产者以预防为主，在受孕前对因治疗；流产合并感染者在控制感染同时尽快清宫。

【护理】

一、护理评估

1. 病史　**胎儿的染色体异常为早期流产最主要原因**。母体全身性急、慢性疾病、生殖器官异常、宫颈内口松弛或宫颈重度裂伤、甲状腺功能低下或黄体功能不足等内分泌失调、身体或精神创伤刺激、胎盘因素及免疫功能异常、不良环境因素等。

2. 身体状况　流产的**主要临床表现是停经后阴道流血和腹痛**。自然流产发展过程如下：

妊娠 ⇄ 先兆流产 → 难免流产 → 不全流产 / 完全流产

自然流产临床类型与特点：

（1）先兆流产：少量阴道流血，可伴轻微腹痛。**宫颈口闭**，胎膜未破，子宫与孕周相符。

（2）难免流产：阴道流血多，腹痛明显，或已破膜。子宫与孕周相符或略小，**宫颈口开**。

（3）不全流产：阴道流血多，**可有贫血或休克**，腹痛稍缓解。子宫小于孕周，**宫颈口开**。

（4）完全流产：**阴道流血、腹痛渐停止**。子宫接近正常，**宫颈口闭**。

流产三种特殊情况：

（1）稽留流产：又称为过期流产。**指胚胎或胎儿死亡滞留宫腔内未能自然排出者**。妊娠征象消失，**宫颈口未开，子宫小于停经周数**，可引起微血管内凝血。

（2）习惯性流产：**指自然流产连续发生 3 次或 3 次以上者**。

（3）流产合并感染：上述各种流产类型均有可能引起**宫腔感染**。

3. 心理社会状况　紧张和焦虑。

4. 辅助检查　B 超检查、妊娠试验等。

二、护理措施

1. 一般护理　营造良好环境及良好关系；合理饮食；保持外阴清洁。

2. 病情观察　观察生命体征、阴道出血量、腹痛、阴道排出物。

3. 治疗配合

（1）先兆流产或习惯性流产者：**卧床休息**，避免刺激，保持大便通畅，遵医嘱用药。习惯性流产患者治疗时间应超过以往发生流产月份。适时了解胚胎发育情况。

（2）不能继续妊娠者：维持生命体征，做好术前准备，配合医生**清宫**，遵医嘱用催产素或抗生素或输血。完全流产不需处理。**稽留流产检查凝血功能，应用雌激素等后再引产**。

4. 心理护理　开展优生指导或孕期保健。

5. 健康指导　孕前增强体质；加强孕期保健，妊娠 3 个月内避免性生活；流产后，注意保持外阴清洁，**禁止性生活、盆浴 1 个月**。有习惯性流产史应查明原因，及时治疗；流产后再次受孕至少在半年后。

第二节　异位妊娠

【概述】

受精卵在子宫体腔外着床发育，称为异位妊娠。异位妊娠**最常见的是输卵管妊娠，其中壶腹部妊娠最多见**。输卵管妊娠**结局有输卵管流产、输卵管破裂、陈旧性宫外孕或继发腹腔妊娠**。

治疗原则：以手术治疗为主，积极纠正休克同时进行手术抢救，其次药物疗法。

【护理】

一、护理评估

1. 病史　**输卵管炎症为主要原因**；输卵管发育不良或功能异常；各种节育措施或辅助生殖技术后；输卵管周围肿瘤、子宫内膜异位症；受精卵游走等。

2. 身体状况　**腹痛为患者就诊的主要症状**。**常有不规则阴道流血**，可出现晕厥与休克（与阴道出血量不成比例）、贫血，体温不超过 38℃。可见腹部包块、下腹部压痛、反跳痛、移动性浊音。**盆腔检查见阴道后穹窿饱满、触痛、宫颈举痛**。

3. 心理社会状况　恐惧、焦虑或抑郁，悲观心理。

4. 辅助检查　**血 β－HCG 检测是早期诊断异位妊娠的重要方法；B 超检查可确诊异位妊娠；阴道后穹窿穿刺是简单可靠的方法**，抽出不凝血为阳性；目前腹腔镜检查视为异位妊娠诊断的金标准；子宫内膜病理检查只有蜕膜没有绒毛，提示异位妊娠。

二、护理措施

1. 手术治疗　大量腹腔内出血时纠正休克；做好术前准备，让患者接受手术治疗。

2. 药物疗法

（1）一般护理：嘱患者**卧床休息**，尽量减少改变体位和增加腹压的动作，保持大便通畅，禁止灌肠，避免造成异位妊娠破裂。保持外阴清洁，防止感染。

（2）病情观察：监测生命体征、阴道流血量、腹腔内出血量。

（3）用药护理：化学药物治疗主要适用于早期输卵管妊娠、要求保存生育能力的年轻患者。中药治疗适用异位妊娠未破裂或陈旧性宫外孕。

3. 心理护理　尊重患者并使其配合治疗促进健康。

4. 健康指导　**禁止盆浴及性生活1个月**。术后3～6个月内最好避孕。

第三节　前置胎盘

【概述】

妊娠28周后，胎盘附着于子宫下段，甚至胎盘下缘达到或覆盖宫颈内口，其位置低于胎先露部，称为前置胎盘，分为完全性前置胎盘、部分性前置胎盘、边缘性前置胎盘3类。

治疗原则：**制止出血、纠正贫血和预防感染**。根据患者的一般情况、孕龄、胎儿成熟度、出血量多少及产道条件等情况综合分析，制订具体方案。

【护理】

一、护理评估

1. 病史　前置胎盘与子宫内膜病变或损伤、胎盘异常、受精卵滋养层发育迟缓相关。

2. 身体状况

（1）症状：妊娠晚期或临产时，发生**无诱因、无痛性反复阴道流血**。中央性前置胎盘初次出血时间早，多在妊娠28周左右。边缘性前置胎盘出血多在妊娠晚期或分娩时，出血量较少。部分性前置胎盘初次出血时间、出血量及反复次数介于两者之间。

（2）体征：贫血或休克。腹部检查子宫软、无压痛，大小与妊娠周数相符，胎心音与胎方位清楚，胎先露高、浮，胎位异常。

（3）对母儿影响：产后出血、产褥感染，早产儿死亡。

3. 心理社会状况　轻者焦虑，重者恐惧。

4. 辅助检查　**B超是最安全有效的首选方法**。产后检查胎盘及胎膜发现胎膜破口距胎盘边缘＜7cm。阴道检查要在输血及决定手术结束分娩的前提下，严格消毒后进行。禁止做肛查。

二、护理措施

1. **期待疗法**　适用于妊娠＜34周或胎儿体重＜2000克；阴道流血量不多；胎儿存活。

（1）一般护理：**左侧卧位，绝对卧床休息，禁阴道检查、肛查及性生活等不良刺激**；间断吸氧；保持心态平静；提供生活护理指导；保持外阴清洁。

（2）病情观察：监测生命体征；胎儿宫内情况及成熟度监护。

（3）治疗用药护理：纠正贫血或休克；**抑制宫缩**；促进胎儿肺成熟。

2. 终止妊娠　各项指标说明胎儿已成熟者；患者反复发生多量出血甚至休克；出现胎儿窘迫，无论胎儿成熟与否。

（1）**剖宫产：是处理前置胎盘的主要手段和急救措施**。

（2）阴道分娩：边缘性前置胎盘、枕先露、阴道流血不多、无头盆不称和胎位异常，估计在短时间内能结束分娩者，可予试产。如进展不顺利，应立即改行剖宫产。

（3）防治产后出血与感染护理配合。

3. 心理护理　倾听产妇的诉说；保证良好的睡眠；介绍疾病治疗方案。

4. 健康指导　加强孕期保健及产前检查。产褥期指导避孕，剖宫产术后 2 年再孕。

第四节　胎盘早期剥离

【概述】

妊娠 20 周后或分娩期，正常位置的胎盘在胎儿剥离娩出前，部分或全部从子宫壁剥离，称为胎盘早剥，分为显性剥离、隐性剥离和混合性剥离 3 种类型。主要病理变化是底蜕膜出血。内出血严重时，会引起子宫胎盘卒中。严重的胎盘早剥可发生弥散性血管内凝血（DIC）。

处理原则：**纠正休克、及时终止妊娠**，并及时处理凝血功能障碍、产后出血和急性肾衰竭等并发症。

【护理】

一、护理评估

1. 病史　**常见原因是血管病变**如妊娠高血压疾病或肾炎；机械性因素如腹部受撞击、挤压，摔伤或纠正胎位；宫腔内压力骤减；子宫静脉压突然升高等。

2. 身体状况　主要临床表现是**妊娠晚期突然发生腹部持续疼痛，伴或不伴阴道出血**。

根据病情严重程度分为 3 度：①**Ⅰ度**：胎盘剥离面积小，产科检查与正常妊娠相似。产后检查见胎盘母体面有凝血块及压迹；②**Ⅱ度**：胎盘剥离面 1/3 左右。主要症状为突然发生持续性腹痛、阴道出血。贫血与阴道流血量不符。胎盘附着处明显压痛，宫缩有间歇，胎位可触清，**胎儿存活**；③**Ⅲ度**：胎盘剥离面超 1/2，较Ⅱ度重。有休克且与阴道流血量不成正比。子宫板状硬，宫缩间歇不松弛，胎位不清，**胎心消失**。

3. 对母儿影响　剖宫产、产后出血、DIC 等。胎儿急性缺氧，新生儿窒息、早产等。

4. 心理社会状况　焦虑、恐惧。

5. 辅助检查　**B 超为最常用的辅助检查，结果阴性不能完全排除胎盘早剥**，凝血功能检查。

二、护理措施

1. 观察病情　胎儿娩出前出血者，注意隐性出血、休克及贫血症状。

2. 配合抢救及终止妊娠

（1）**纠正休克**：吸氧，积极开放静脉通路，补充血容量，配血、输新鲜血等。

（2）确诊后，立即配合做好**终止妊娠**及新生儿抢救准备。①阴道分娩：遵医嘱应用缩宫素缩短产程。产程密切观察心率、血压、子宫底高度、阴道流血量及胎儿宫内情况；②剖宫产：取出胎儿胎盘后，即注射宫缩剂并按摩子宫。如子宫胎盘卒中，配以按摩子宫和热盐水纱垫湿热敷子宫。若有凝血功能异常者，输新鲜血、新鲜冰冻血浆及血小板。

3. 产后并发症防治

（1）**防治产后出血及 DIC** 的护理：遵医嘱应用宫缩剂，注意观察生命体征和阴道流血量，若出现异常部位出血，应考虑 DIC 并及时报告医生，及时给予输入新鲜血，并纠正血容量和补充凝血因子。如发生羊水栓塞则根据医嘱给予纤维蛋白原、肝素或抗纤溶剂等药物治疗。

（2）防肾衰护理：停留尿管，注意观察尿量、尿色。短期内尿量不增且血中尿素氮明显增高，提示肾衰竭，出现尿毒症应行血液透析抢救患者生命。

4. 心理护理

5. 健康指导　加强产前检查或孕期保健，积极防治妊娠高血压疾病与慢性肾炎，妊娠晚期避免长时间仰卧位与外伤等。

第五节　妊娠期高血压疾病

【概述】

妊娠期高血压疾病为妊娠期特有的疾病，常发生在妊娠20周后，多表现为一过性高血压、蛋白尿症状，分娩后随之消失，病情严重者出现抽搐、昏迷、心肾衰竭，母婴死亡。**基本病变是全身小动脉痉挛**。妊娠期高血压治疗以休息、镇静为主。子痫前期治疗以休息、镇静、解痉、降压，合理扩容和必要时利尿，适时终止妊娠，防止子痫及并发症发生。子痫发生先控制抽搐，纠正缺氧和酸中毒，在血压及抽搐控制稳定后终止妊娠。

【护理】

一、护理评估

1. 病史　**多见于年轻或高龄初产妇；季节变化过大或寒冷季节；精神紧张者；合并慢性缺氧、营养及代谢性疾病者；有高血压家族史者；双胎、羊水过多、巨大儿等子宫张力过大者。**

2. 身体状况　主要是高血压、蛋白尿和水肿。水肿特异性不高，不作为分类标准。

（1）妊娠期高血压：孕期首次出现血压≥140/90mmHg，在产后12周内恢复，无蛋白尿。

（2）子痫前期：①轻度：妊娠20周后血压≥140/90mmHg，尿蛋白≥0.3g/24h或者单次尿蛋白≥（+），可伴有上腹部不适、头痛等症状；②重度：血压≥160/110mmHg，尿蛋白≥2.0g/24h或者单次尿蛋白≥（++）；血清肌酐>106μmol/L，血小板<100×10^9/L；LDH升高；ALT或者AST升高；持续性头痛或其他脑神经或视觉障碍；持续性上腹不适。

（3）慢性高血压并发子痫前期：孕20周前有高血压无蛋白尿，孕20周后出现尿蛋白≥0.3g/24h；或孕20周前有高血压及蛋白尿，孕20周后突发升高或血小板计数<100×10^9/L。

（4）子痫：子痫前期患者抽搐不能用其他原因解释。

（5）妊娠合并慢性高血压：妊娠前、妊娠20周前或妊娠期20周后，首次血压≥140/90mmHg，并持续到产后12周后。

水肿程度表示："+"：指踝部及小腿有明显凹陷性水肿，经休息后不消退者；"++"：指水肿延及大腿；"+++"：指水肿延及外阴和腹部；"++++"指全身水肿或伴腹水者。

3. 心理社会状况　轻者焦虑、重者恐惧。

4. 辅助检查　血液检查、肝功能测定、尿液检查、**眼底检查**（视网膜小动脉的痉挛程度可反映本病的严重程度）等。

二、护理措施

（一）一般护理

取左侧卧位，每日不少于10小时的睡眠；全身水肿、重度子痫前期者宜限水、盐的摄入；间断吸氧。

（二）病情观察

监测母胎状况与产兆；重视患者主诉及情绪变化。

（三）心理护理

（四）治疗配合

1. 妊娠高血压　在家治疗者加强产前检查与保健；住院者密切监护母儿状态。

2. 子痫前期　**解痉药首选硫酸镁**。首次负荷量25%硫酸镁20ml加于10%葡萄糖液20ml，缓慢静注，5～10分钟推完；维持量为25%硫酸镁60ml加入5%葡萄糖液500ml静脉滴注，滴速不超过2g/h。**其毒性反应首先膝反射减弱或消失**，严重者，呼吸抑制或停止、心搏骤停，危及生命。**硫酸镁使用注意要在膝反射存在，呼吸不少于16次/分，尿量不少于25ml/h时。一旦出现毒副反应，即时停用并予10%葡萄糖酸钙10ml静脉输注（3分钟以上推完）**。产后24～48小时停用药。镇静药常用地西泮、冬眠药物等。

3. 子痫

（1）子痫发作抢救

1）应急护理：①**保持呼吸道通畅**与吸氧；②**防止受伤**；③建立静脉通道；④测血压、脉搏、呼吸，保留尿管并记出入量。

2）制止抽搐，预防并发症：应用硫酸镁、地西泮或冬眠1号等。监测血压、脉搏、呼吸变化。必要时使用降压药、强心剂、利尿药或4%碳酸氢钠等，控制血压及肺、脑水肿。

（2）子痫患者专人护理

1）避免刺激：单人暗室，加用床栏，绝对安静，避免一切外来刺激，如亮光及声音等。

2）呼吸道护理：保持呼吸道通畅，左侧卧位。

3）严密观察并记录病情变化：①观察生命体征；②监测心肺功能及尿常规、血常规、生化检查、凝血功能检查；③留置导尿管，准确记录出入量，观察尿的性状；④加强会阴护理，防止发生压疮；⑤做好抢救药品及物品的准备；⑥观察胎心、宫缩等产科情况。

4）病情稳定或有产兆：做好接生或剖宫产准备。

4. 终止妊娠　**终止妊娠指征：子痫前期积极治疗24～48小时而无明显好转，或反而恶化者；子痫前期已超过34周，估计胎儿能存活，短期治疗后考虑；有胎盘功能减退；子痫控制后2小时的患者。**

5. 预防产后子痫

（五）健康指导

定期进行产前检查，用胎动计数监测胎儿胎盘功能。产后随访，蛋白尿、高血压持续存在应及时检查。

第六节　早　产

【概述】

妊娠满28周至不足37周间分娩者称为早产。治疗原则：胎儿存活，胎膜未破，无胎儿窘迫，无严重妊娠合并症及并发症时，应抑制宫缩，尽可能延长孕周。若胎膜已破，早产已不可避免，应尽力提高早产儿的存活率。

【护理】

一、护理评估

1. 病史　诱发原因：胎膜早破与胎膜炎最常见；下生殖道及泌尿道感染；病理妊娠与妊娠合并症；子宫与宫颈异常，如子宫过度膨胀患者、畸形子宫或宫颈内口松弛等；每日吸烟≥10 支，酗酒。

2. 身体状况　妊娠满 28 周不足 37 周时出现了不规则宫缩，或见红。逐渐发展为 10 分钟一次的规则宫缩，子宫收缩可有痛性或无痛性，症状如盆腔的受压感，月经样痉挛痛，伴宫颈管消退，为先兆早产。**若子宫收缩规律（20 分钟≥4 次），伴宫颈管消退 75%以上以及进行性宫口扩张 2cm 以上时，则为早产临产**。

3. 心理社会状况　焦虑和不安。

二、护理措施

1. 一般护理　①休息及生活指导：**左侧卧位，避免不良刺激**，必要时绝对卧床休息；②**间断吸氧**；③**监测患者宫缩、破膜等产兆，以及胎心变化**。

2. 心理护理　同情和理解；提供早产儿护理知识。

3. 治疗配合

（1）先兆早产用药护理：**抑制宫缩**，利托君与硫酸镁应用；抗生素防治感染。**预防新生儿呼吸窘迫综合征应用地塞米松**。

（2）早产临产：①终止妊娠护理；②早产儿护理：要保持正常体温，合理喂养，保持舒适体位，**维生素 K_1 预防颅内出血**，间断吸氧，预防感染和加强呼吸道的护理。

4. 健康指导　母乳喂养，指导产妇进行早产儿护理。

第七节　过期妊娠

【概述】

平素月经周期规则，妊娠达到或超过 42 周尚未临产，称为过期妊娠。治疗为确诊后根据胎盘功能、胎儿大小、宫颈成熟度综合分析，选择恰当分娩方式。

【护理】

一、护理评估

1. 病史　雌孕激素比例失调抑制子宫收缩的作用、头盆不称与胎儿畸形使宫颈内口及子宫下段缺乏有效的刺激、遗传因素等。

2. 身体状况　常因巨大儿、胎盘功能减退者、羊水过少、胎儿宫内窘迫、胎儿宫内生长受限等发生难产，易出现新生儿各种并发症。

3. 心理社会因素　焦虑。

4. 判断胎盘功能

（1）**胎动计数：胎动计数＜10 次/12 小时，应视胎盘功能减退，是胎儿缺氧的重要表现。**

（2）胎儿电子监护：无应激试验（NST）。NST 无反应型需进一步做缩宫素激惹试验

（OCT）。

（3）B超检查：测胎头双顶径、头臀长、股骨长、羊水量、胎盘功能分级等。

（4）雌三醇测定：<12mg /24h 或较前一次检查下降 40%以上者为异常。

（5）尿雌激素与肌酐（E/C）比值：单次尿 E/C 比值<10 提示胎盘功能减退。

（6）羊膜镜检查：观察羊水颜色，若已破膜，可直接观察到流出的羊水有无粪染。

二、护理措施

1. 产前护理　左侧卧位，间断吸氧。评估胎儿在宫内安危，行胎盘功能检查或监护胎心、产兆。解除产妇心理焦虑，说明医生处理方案。

2. 终止妊娠护理　缩宫素引产，或做好剖宫术前准备，配合做好新生儿抢救及护理。

3. 产后护理　防治产后出血及感染护理；做好过期儿脱水、低血糖、代谢性酸中毒、胎粪吸入综合征、新生儿窒息等护理。

第八节　羊水量异常

羊水过多

【概述】

妊娠任何时期羊水量超过 2000ml 者，称为羊水过多。治疗取决于胎儿有无畸形、孕周和患者自觉症状的严重程度。

【护理】

一、护理评估

1. 病史　羊水过多最常见病因是胎儿畸形，其次为妊娠并发症、合并症。

2. 身体状况　**急性羊水过多**者压迫症状明显，不能平卧，呼吸困难；下肢及外阴水肿及静脉曲张。**慢性羊水过多**常发生在孕 28～32 周，压迫症状不明显。孕产妇易并发妊娠期高血压疾病，诱发胎膜早破引起早产、胎盘早剥，易出现难产等。胎儿易畸形、胎儿窘迫等。

3. 心理社会因素　焦虑，悲哀、罪恶感。

4. 辅助检查　**B 超检查是重要的辅助检查**、甲胎蛋白（AFP）与血糖测定、血型与染色体检查等。

二、护理措施

1. 继续妊娠者护理　低盐饮食，左侧卧位或半卧位，间断给氧。使用镇静药缓解症状，治疗原发病。羊膜腔穿刺术护理配合：症状严重，胎龄不足 37 周者，配合医生在 B 超引导下进行穿刺放羊水。**以 500ml/h 的速度，每次放水不能超过 1500ml**，术后应用抗生素防止宫内感染。

2. 终止妊娠护理　①胎儿畸形者引产；②胎儿无畸形且成熟者可终止妊娠：配合医生经阴道高位破膜术。破膜后立即听胎心，并测血压、脉搏，腹部置放沙袋或腹带紧束腹部，防止腹压骤降。防治产后出血和感染。

3. 心理护理　提供心理支持，为下一次妊娠提供优生指导。

羊水过少

【概述】

妊娠晚期羊水量少于300ml者，称为羊水过少。羊水过少是胎儿危险极其重要的信号。根据胎儿有无畸形和孕周大小选择治疗方案。

【护理】

一、护理评估

1. 病史　常见病因为胎儿畸形，其次是胎盘功能减退、羊膜病变、胎膜早破等。

2. 身体状况　胎动时感腹痛，查体发现腹围、宫高较同期妊娠者小，破膜时羊水量少，羊水混浊、暗绿色。易引起胎儿缺氧及畸形。

3. 辅助检查　B超可确诊；破膜时以羊水少于300ml为诊断羊水过少的标准，观察羊水为黏稠、混浊、暗绿色；胎心电子监护。

二、护理措施要点

1. 终止妊娠　引产或剖宫产的护理配合。

2. 继续妊娠　胎儿无畸形，妊娠未足月者，遵医嘱配合用药增加羊水量。

第六章　妊娠期合并症妇女的护理

第一节　妊娠合并心脏病妇女的护理

妊娠合并心脏病的种类主要是先天性心脏病和风湿性心脏病。妊娠合并心脏病在我国孕产妇死因中高居第 2 位，**死因主要是感染与心力衰竭**。

一、心脏病与妊娠的相互影响

1. 妊娠对心脏病的影响

（1）**妊娠期**：妊娠期总血容量增加，**至妊娠 32～34 周达高峰；心率增快，心排出量增加**；子宫增大，膈肌上升使心脏向上向左移位，大血管扭曲，机械性地增加了心脏负担。

（2）**分娩期**：①第一产程：宫缩使回心血量增加，心脏负担加重；②第二产程：除宫缩外，周围循环阻力加大，产妇屏气用力，**使心脏负担最重**；③第三产程：胎儿娩出后，腹压骤减，回心血量减少；继之子宫收缩使回心血量骤增，极易诱发心力衰竭。

（3）**产褥期：产后 3 日内**，由于子宫缩复，大量血液进入体循环，加之产妇体内组织中潴留的大量液体回到体循环，使血容量再度增加，也易引起心力衰竭。

妊娠 32～34 周、分娩期及产后的最初 3 日内，是患有心脏病孕产妇最危险的时期，极易发生心力衰竭。

2. 心脏病对妊娠的影响　心脏病不影响受孕，但如心功能不良，可能会导致流产、早产、死胎、胎儿发育迟缓等。

3. 心功能分级

Ⅰ级：一般体力活动不受限制。

Ⅱ级：一般体力活动稍受限制，活动后心悸、轻度气短，休息时无症状。

Ⅲ级：一般体力活动显著受限制，休息时无不适．轻微日常工作即感不适、心悸、呼吸困难，或既往有心力衰竭史者。

Ⅳ级：不能进行任何活动，休息时仍有心悸、呼吸困难等心力衰竭表现。

二、护理评估

1. 身心状况　了解孕妇休息后、活动后的感觉，如有无心悸、气短、呼吸困难、水肿、乏力、心动过速等。评估心功能分级，及时发现早期心衰：①轻微活动后即出现胸闷、心悸、气短；②休息时心率每分钟超过 110 次，呼吸每分钟超过 20 次；③夜间常因胸闷而坐起呼吸；④肺底部出现少量持续性湿啰音，咳嗽后不消失。

2. 辅助检查　X 线、心电图、超声心动图、胎心电子监护仪等检查。

三、护理措施

1. 非孕期　**①心功能Ⅰ级、Ⅱ级者可以妊娠；②心脏病变较重、心功能Ⅲ级或Ⅲ级以**

上者、既往有心衰史、有肺动脉高压、发绀型先心病、严重心律失常、活动风湿热、心脏病并发细菌性心内膜炎者不宜妊娠。

2. 妊娠期

（1）**对不宜妊娠并已受孕者，应在孕12周前行终止妊娠。**

（2）加强产前检查。预防心衰：避免过劳；保证充分的休息，每日至少睡眠10小时；高蛋白、高维生素、低盐、低脂肪饮食；发现早期心衰征象应住院治疗；**心功能Ⅰ级、Ⅱ级者，提前1～2周入院待产，心功能Ⅲ级或Ⅲ级以上者，应即时住院治疗；**积极防治各种妨碍心功能的因素，如贫血、维生素B族缺乏、心律失常、妊娠高血压疾病等；预防感染，尤其是上呼吸道感染。

3. 分娩期　**应放宽剖宫产指征。**心功能Ⅰ～Ⅱ级，胎儿不大，胎位正常，可考虑在严密监护下经阴道分娩。胎儿偏大，产道条件不佳及心功能Ⅲ级或以上者，均应择期剖宫产。

4. 产褥期　产妇须充分休息并密切监护。**应用广谱抗生素预防感染，直至产后1周左右停药。心功能Ⅲ级以上者，不宜哺乳，应及时回奶。不宜再妊娠者，可在产后1周行绝育术。**

第二节　妊娠合并急性病毒性肝炎妇女的护理

按病原分为甲、乙、丙、丁、戊型5种肝炎，以乙型肝炎多见。

一、妊娠与肝炎的相互影响

1. 妊娠对病毒性肝炎的影响　①孕妇新陈代谢增加，使肝脏负担加重；②妊娠晚期合并妊娠高血压疾病时，肝细胞水肿、变性致重症肝炎；③由于胎儿发育需要，消耗肝糖原，肝糖原储备不足，不利于肝病恢复；④分娩时疲劳、手术、麻醉及出血可使肝病进一步恶化；⑤大量内源性甾体激素经肝灭活，进一步加重肝的负担。因此孕期肝炎易转变成慢性，且重症暴发性发生率高，孕产妇死亡率高。

2. 病毒性肝炎对母儿的影响　①孕早期：妊娠反应重，营养不足，影响胚胎发育；②中晚期：妊娠高血压疾病发生率高，产后出血，DIC；③可致流产、早产、死胎、死产和新生儿死亡。

3. 母婴传播方式　妊娠期经胎盘传播；分娩期接触母血、羊水和阴道分泌物传播。

二、护理措施

1. 预防　加强营养，注意个人卫生；有甲型肝炎患者密切接触史者，可注射丙种球蛋白；预防乙肝可注射乙型肝炎免疫球蛋白。

（1）孕期监护：**HBsAg和HBeAg阳性孕妇分娩时，应严格施行消毒隔离制度，防止产伤及新生儿损伤、羊水吸入等，以减少垂直传播。**

（2）新生儿出生后常规进行免疫接种。

1）主动免疫：新生儿出生后24小时内肌内注射乙型肝炎疫苗30μg，生后1个月、6个月再分别注射10μg。

2）被动免疫：新生儿出生后6小时内肌内注射高效价乙肝免疫球蛋白0.5ml，生后1个月、3个月再各肌内注射0.16ml/kg。

2. 妊娠期病毒性肝炎处理原则 与非孕期相同。有黄疸者应立即住院，按重症肝炎处理。避免应用可能损害肝的药物（镇静药、麻醉药、雌激素）。注意预防感染，产时严格消毒，并用广谱抗生素，以防内源性感染诱发肝性脑病。

3. 产科处理

（1）妊娠期：妊娠早期患急性肝炎，应积极治疗，待病情好转行人工流产。妊娠中、晚期给予维生素 C、维生素 K，并积极治疗妊娠高血压，若经治疗病情继续进展，应考虑终止妊娠。

（2）分娩期：分娩前准备好新鲜血液，宫口开全后可行胎头吸引术助产，以缩短第二产程。防止产道损伤和胎盘残留，胎肩娩出后立即静注缩宫素以减少产后出血。对重症肝炎，经积极控制 24 小时后迅速终止妊娠。以免过度的体力消耗而加重肝脏负担。

（3）产褥期：应用对肝损害较小的广谱抗生素控制感染，给予头孢菌素或氨苄西林等。严密观察病情及肝功能变化。**乳汁 HBsAg 阳性的产妇应予回奶。回奶不用对肝有损害的雌激素，可口服生麦芽或乳房外敷芒硝。**

第七章　异常分娩妇女的护理

分娩的决定因素包括产力、产道、胎儿及产妇精神心理因素。任何一种或两种以上因素发生异常，均可导致分娩异常（俗称难产）。

第一节　产力异常

主要指子宫收缩力异常。

一、分类

<table>
<tr><td rowspan="7">子宫收缩力异常</td><td rowspan="3">宫缩乏力</td><td rowspan="2">协调性宫缩乏力</td><td>原发性宫缩乏力</td></tr>
<tr><td>继发性宫缩乏力</td></tr>
<tr><td>不协调性宫缩乏力</td><td></td></tr>
<tr><td rowspan="4">宫缩过强</td><td rowspan="2">协调性宫缩过强</td><td>急产</td></tr>
<tr><td>病理性缩复环</td></tr>
<tr><td rowspan="2">不协调性宫缩过强</td><td>强直性子宫收缩</td></tr>
<tr><td>子宫痉挛性狭窄环</td></tr>
</table>

二、产力异常的原因

1. 宫缩乏力　①头盆不称或胎位异常，最常见；②临产后精神紧张、焦虑；子宫过度膨胀；镇静剂的使用及过早使用腹压等。

2. 子宫收缩过强　①急产；②宫缩素使用不当；③阴道内操作过多。

三、对母儿的影响

1. 子宫收缩乏力　①对产妇：影响进食、休息，严重时可造成脱水、酸中毒；生殖道瘘，易致产后出血；②对胎儿：增加手术的概率，胎儿窘迫发生率增高。

2. 宫缩过强　①对产妇：软产道裂伤、产褥感染发生率增加；②对胎儿：引起胎儿宫内窘迫、新生儿颅内出血、新生儿坠地摔伤、感染等。

四、护理评估

（一）身体状况

1. **协调性宫缩乏力**　宫缩具有正常的节律性、对称性、极性，但**收缩力弱**。持续时间短，间歇时间长。宫体始终不硬，宫颈扩张、先露下降缓慢，产程延长。**产妇一般无不适。**

2. **不协调性宫缩乏力**　节律不协调，**极性倒置**，宫缩间歇期宫壁不完全松弛，子宫收缩时不能形成有效合力，属无效宫缩导致产程延长。**产妇持续腹痛，烦躁不安。**

3. **协调性宫缩过强**　宫缩的节律性、对称性和极性均正常，仅子宫收缩力过强、过频。如无梗阻，可引起急产。**总产程不足 3 小时称为急产**。如先露下降受阻，可引起强直性子宫收缩，出现病理性缩复环，可能发生子宫破裂。

4. **不协调性宫缩过强**　宫缩失去正常特性而呈现强直子宫收缩，子宫局部发生不协调收缩，形成痉挛性狭窄环。

5. 宫缩乏力导致产程异常　**①潜伏期延长：初产妇潜伏期超过 16 小时；②活跃期延长：产妇活跃期超过 8 小时；③活跃期停滞：活跃期内宫颈口不再扩张达 2 小时以上；④第二产程延长：宫口开全后，初产妇超过 2 小时，经产妇超过 1 小时尚未分娩；⑤滞产：总产程超过 24 小时。**

（二）辅助检查

胎心监护仪，血液生化检查。

五、护理措施

（一）一般护理

1. 宫缩乏力者应镇静休息，左侧卧位。给予地西泮 10mg 静脉推注；不协调性宫缩乏力重点是调节宫缩，使之恢复协调性子宫收缩；宫缩过强者应告之减轻疼痛的方法；按医嘱给予镇静剂，做好术前准备。

2. 补充能量，鼓励进食，多饮水。全身情况改善后，产力常可恢复正常。

3. 鼓励产妇及时排空膀胱，3～4 小时协助排尿一次。

（二）严密观察病情

注意病理性缩复环和子宫痉挛性狭窄环出现。

（三）治疗配合

1. **协调性宫缩乏力　应加强宫缩：①宫口扩张 3cm 以上，胎头已衔接可行人工破膜；②针刺合谷、三阴交穴位；③缩宫素静脉滴注；④手法刺激乳头。**

2. **不协调性宫缩乏力　应恢复子宫收缩的协调性，可酌情给予镇静剂，禁用缩宫素。**

3. 缩宫素的使用要点 **①用于胎心好，胎位正常，头盆相称者；②先用 5%葡萄糖液 500ml 静脉滴注，滴速 8～10 滴/分，然后加入 2.5U 缩宫素；③根据宫缩调整滴速，不超过 40 滴/分，诱导宫缩间隔时间 2～3 分钟，持续时间 40～60 秒为好；④有专人监护，每 15 分钟观察宫缩、宫口扩张、胎心和血压、脉搏的变化。如宫缩过强、血压升高、胎心异常应立即停止滴注**，以防止子宫破裂或胎儿窘迫，及时向医生汇报。

4. 不协调性宫缩过强

（1）强直性宫缩：遵医嘱给予硫酸镁抑制宫缩同时做好剖宫产准备。

（2）子宫痉挛性狭窄环：停用缩宫素及阴道内操作，肌内注射哌替啶 100mg 或吗啡 10mg（估计 6 小时内胎儿娩出勿注射），必要时乙醚吸入麻醉消除痉挛狭窄环，无缓解者尽早剖宫产。

5. 预防产后出血　第二产程胎肩娩出后，遵医嘱给予缩宫素，及时缝合软产道裂伤，注意宫缩、阴道流血情况。急产者检查新生儿，**给予维生素 K_1 预防颅内出血**，注射破伤风抗毒素及抗生素。

（四）预防产褥感染

1. 分娩时严格无菌操作，避免过多的阴道检查或肛查。保持外阴清洁，外阴擦洗每日

2次。

2. **破膜超过12小时，预防性使用抗生素。**

第二节 产道异常

一、产道异常类型及特点

产道异常包括骨产道异常及软产道的异常。临床上以骨产道异常为多见。

1. 扁平骨盆 ①入口平面前后径狭窄；②骶耻外径＜18cm，骨盆入口前后径＜10cm；③跨耻征阳性或可疑阳性。

2. 漏斗骨盆 ①入口平面正常，中骨盆和出口平面狭窄；②坐骨棘间径＜10cm，坐骨结节间径＜8cm，耻骨弓角度＜90^{0}，出口横径与后矢状径之和＜15cm；③胎头受阻于中骨盆，可出现第二产程停滞。

3. 均小骨盆 ①骨盆形态正常，各平面径线值均小于正常2cm或以上；②孕妇矮小，身高＜145cm。

4. 畸形骨盆。

5. 软产道异常类型 会阴水肿、瘢痕；阴道横隔、纵隔、狭窄、尖锐湿疣；宫颈水肿、宫颈外口粘连、坚韧、肿瘤。

二、护理评估

（一）身体状况

1. 症状评估 观察产妇是否出现产程延长。

2. 估计头盆关系（跨耻征检查）。

（二）辅助检查

B超检查提示胎儿先露、胎方位及胎儿体重。

三、护理措施

（一）试产中的护理重点

1. 专人守护。

2. 保证良好的产力。

3. 密切观察胎儿宫内情况及产程进展。发现异常，立即停止试产，通知医生。**试产2～4小时胎头仍未入盆并伴胎儿窘迫，做好剖宫产术前准备。**

4. **注意子宫破裂的先兆（病理性缩复环），一旦出现，停止试产，通知医生及时处理。**

5. 宫颈水肿可在宫颈两侧各注射1%普鲁卡因10ml或阿托品在宫颈多点注射。

6. **外阴水肿可用50%硫酸镁湿热敷。**

（二）治疗配合

1. 相对性头盆不称 足月活胎，体重估计小于3000g，产力正常，遵医嘱在严密监护下试产，按医嘱作好阴道助产术和抢救新生儿的准备。

2. 绝对性头盆不称 在临近预产期前或临产后接医嘱做好剖宫产的术前准备。

（三）预防产后出血和感染

（四）加强新生儿护理

胎儿受挤压时间长、缺氧、宫内窘迫导致新生儿窒息，配合医生积极抢救防治并发症。遵医嘱使用抗生素。及时送检化验的标本，协助治疗。

第三节　胎位异常患者的护理

一、胎位异常类型及处理要点

1. **臀位　是最常见的异常胎位。孕 28～30 周纠正胎位，可胸膝卧位、艾灸至阴穴。**
2. 持续性枕横位、枕后位。
3. **肩先露（横位）　最不利的异常胎位。**

二、胎儿发育异常及处理要点

包括胎儿过大及胎儿畸形。

1. **巨大儿　胎儿体重超过 4000g 者，称为巨大儿。**巨大儿足月妊娠并头盆不称应择期剖宫产。
2. 胎儿畸形　脑积水、无脑儿、先天性脊柱裂。一经确诊，尽早引产。

三、护理评估

1. 身体状况　四步触诊发现臀位；巨大儿宫内胎体充实，宫高、腹围较一般大；畸形儿多合并羊水过多。
2. 辅助检查　B 超检查巨大儿双顶径＞10cm，股骨长度≥8.0cm；无脑儿无圆形颅骨光环，无双顶径波；脑积水儿双顶径＞11cm，颅内大量液性暗区，胎头周径＞腹围径。

四、护理措施

1. 一般护理　①对阴道分娩者，鼓励进食、水，满足基本生活需要，在宫缩间歇期多休息，保持充沛体力；②对剖宫产者，术前 4 小时要禁食、水，做好术前准备及新生儿抢救准备。
2. 治疗配合　多采取剖宫产分娩。

阴道试产条件：①产力正常；②无头盆不称；③胎儿体重＜3000g。臀位阴道分娩时，若宫口未开全，胎足脱出，为使宫口充分开全有利胎头娩出，在消毒外阴后，当有宫缩时，用无菌巾堵住阴道口，间歇时放松，但手不可离开会阴，当感觉冲力很大时，提示宫口开全，进行阴道助产，脐部娩出后，应在 2～3 分钟娩出胎头，最长不能超过 8 分钟。

3. 预防产后出血与感染。

第八章　分娩期并发症妇女的护理

第一节　胎膜早破与脐带脱垂

【概述】

胎膜于临产前破裂者，称为胎膜早破。胎膜破裂后常会引发宫缩，导致早产，甚至脐带脱垂、宫内感染。**胎膜破裂后，脐带脱出于阴道或外阴部，称为脐带脱垂。**若胎膜未破，脐带位于先露部前方或一侧，称为脐带先露（又称隐性脐带脱垂）。

治疗原则：如距离预产期尚远，应严密观察，延长孕期；若近足月，又无头盆不称、胎位异常和脐带脱垂等，可等待自然临产，如观察 24 小时，仍无宫缩，应给予引产；如有感染，不论胎龄大小，均应及时终止妊娠。

脐带脱垂者，如有脐带搏动，说明胎儿存活，应立即行手术结束分娩；如胎儿已死亡，可等待自然分娩。

【护理】

一、护理评估

（一）健康史

1. 常见原因　生殖道病原微生物上行性感染、羊膜腔压力增高、胎先露高浮、营养因素、宫颈内口松弛。

2. 确定妊娠周数、阴道流液发生的时间和流液量。

3. 有否腹痛及阴道流血，胎动有无过频或减少。

（二）身体状况

胎膜早破与脐带脱垂的临床表现

	胎膜早破	脐带脱垂
症状	不能控制的阴道流液	胎心率改变，变换体位或抬高臀部后可缓解
体征	肛诊检查触不到羊膜囊，上推先露部见有液体流出，流液中混有胎脂	未破膜时，行肛诊检查，可触及搏动的条索状物，若已破膜，行阴道检查，能触及或看到脐带

（三）辅助检查

1. 阴道流液 pH 测定　**若阴道液 pH≥6.5 时，提示胎膜破裂。**

2. 阴道液涂片检查　**如见羊齿植物状结晶，或涂片染色后见胎儿上皮细胞、毳毛及脂肪小滴，均可提示为羊水**

3. 胎儿电子监护　判断有无脐带受压。

4. 羊膜镜检查　可以直视胎儿先露部，看不到前羊水囊，即可诊断为胎膜早破。

二、护理措施

（一）一般护理

1. 卧床休息　必要时抬高床尾。

2. 房间定期消毒、通风，保持空气新鲜。

（二）病情观察

1. 破膜后立即听胎心音；观察流出的羊水性状和量，检查胎位及先露高低，特别注意有无脐带脱垂和胎儿窘迫；记录破膜时间。

2. 治疗期间应监测宫缩、胎心、羊水等情况，嘱患者自数胎动。

3. 密切观察体温变化、羊水性状及气味，定期检测血常规；及时发现感染征象；**遵医嘱破膜12小时给予抗生素预防感染。**

（三）治疗配合

1. 一旦发现脐带脱垂，如宫口已开全，先露较低，应协助立即接产，争取数分钟内娩出胎儿。如宫口未开全，应立即让产妇取头低臀高位，必要时戴无菌手套，一手置阴道内上推先露部，并做好剖宫产及抢救新生儿窒息的准备。

2. 做好外阴护理。

3. 若发生羊膜炎，协助医生及早结束分娩。

（四）心理护理（略）

（五）健康指导

1. 指导孕妇妊娠期注意营养、卫生；胎位不正者及时纠正；妊娠晚期禁性交，防止劳累、负重、腹部受冲撞。

2. **告知孕妇一旦破膜应立即平卧，并抬高臀部，禁止直立行走，尽快去医院就诊。**

第二节 子宫破裂产妇的护理

【概述】

子宫体部或子宫下段于分娩期或妊娠晚期发生破裂，称为子宫破裂。

治疗原则：先兆子宫破裂者，以抑制宫缩，同时尽快行剖宫产术为原则。若子宫已破裂，应在抢救休克的同时迅速手术，取出胎儿及附属物，并根据情况，进行子宫修补术或子宫切除术。术后给予抗生素控制感染。

【护理】

一、护理评估

（一）健康史

1. 子宫破裂的原因

原因	相关因素
胎先露下降受阻	骨盆狭窄、头盆不称、胎位不正（如忽略性横位）、胎儿畸形（如脑积水）等
子宫本身病变	子宫手术史（如剖宫产、子宫肌瘤剔除术）、子宫畸形、子宫发育不良
手术损伤	难产手术操作不当
缩宫素使用不当	分娩期不正确使用缩宫素，如胎儿未娩出肌注、未按操作规程静脉点滴、观察不细致等

2. 孕产史　腹痛时间、性质、部位，伴随症状如恶心、呕吐、阴道流血、昏厥等，是否有胎动。

（二）身体状况

1. **先兆子宫破裂　产妇腹痛难忍、烦躁不安、呼叫不已，腹部可见病理缩复环。子宫下段压痛明显，胎心改变，并可有血尿。此时如不及时处理，可发生子宫破裂。**

2. **子宫破裂　产妇突感腹部撕裂样剧痛，随之宫缩消失，疼痛暂时缓解，但很快进入休克状态。同时，胎动停止、胎心音消失、宫口回缩。由于血液、羊水、胎儿的刺激，使全腹有压痛、反跳痛及肌紧张，移动性浊音（+）。**

（三）辅助检查

1. B超检查

2. 实验室检查　血尿常规检查血红蛋白值下降，肉眼血尿或镜下血尿。

二、护理措施

（一）一般护理

1. 一旦发生子宫破裂，应取中凹位或平卧位，并给予吸氧、保暖。

2. 给予吸氧、建立静脉通路，以缓解胎儿窘迫并预防休克。

（二）病情观察

1. 观察宫缩和腹部形状，及时发现先兆子宫破裂的征象，若静脉点滴缩宫素者应立即停止。

2. 术前及术后密切观察患者血压、脉搏、呼吸、意识、阴道流血等情况，并记录。

（三）治疗配合

1. **遵医嘱给予抑制宫缩药物，同时做好术前准备。**

2. 对患者的疼痛感受表示理解，并解释采取的治疗、护理措施，指导其做深呼吸。允许家属陪伴，从精神上减轻患者对疼痛的敏感性。

3. 遵医嘱输液、给药，纠正休克的同时尽快做好术前准备。

（四）健康指导

1. 加强产前检查，对胎位不正者应尽早矫正；近足月时，若存在头盆不称、胎位不正等可造成梗阻性难产的因素或有子宫手术史者，应让其提前住院。

2. 子宫破裂多发生于经产妇及多次刮宫的妇女，注意宣教。

3. 对子宫破裂行子宫修补术的患者，若无子女，应指导其避孕4年后再怀孕，避孕方法可选用药物或避孕套。

第三节　产后出血

【概述】

胎儿娩出后24小时内，阴道出血量超过500ml者，称为产后出血。多发生在产后2小时内，目前居我国产妇死亡原因之首位。

治疗原则：立即查明病因，迅速止血、扩容纠正失血性休克及防治感染。

【护理】

一、护理评估

（一）健康史

1. 病因　**子宫收缩乏力（最常见的原因）**、胎盘因素、软产道损伤、凝血功能障碍。

2. 相关病史　有无贫血、妊娠期高血压疾病、双胎、巨大儿、胎盘早期剥离、重症肝炎等，有无产程延长、过量应用镇静剂等。

（二）身体状况

1. 不同原因产后出血的临床表现特点

时间	原因	临床表现
胎盘娩出前出血	软产道损伤	胎儿娩出后或娩出过程中即有活动性、鲜红色血液自阴道流出
	胎盘滞留	间歇性流出暗红色血，宫缩时出血停止而松弛时量增多，胎盘娩出延迟
胎盘娩出后出血	产后宫缩乏力	检查胎盘、胎膜无缺损，腹部触摸宫体柔软，出血呈间歇性，经按摩宫缩好转，而出血明显减少
	凝血功能障碍	出血不凝或伴有注射部位出血、鼻出血及其他部位出血；确诊需借助实验室检查判断

2. 会阴裂伤的分度

分度	表现
Ⅰ度	会阴皮肤及阴道入口黏膜撕裂
Ⅱ度	裂伤已达会阴体筋膜及肌层
Ⅲ度	肛门外括约肌撕裂，直肠黏膜尚完整
Ⅳ度	肛门、直肠和阴道完全贯通

3. 隐性出血　为宫腔内积血。

4. 失血性休克表现　休克前常表现为眩晕、口渴、恶心、呕吐、打哈欠和烦躁不安，随之出现面色苍白、出冷汗、脉搏细数、胸闷、呼吸急促、血压下降等。

（三）心理社会状况

产妇及其家属多感到紧张和恐惧，对治疗和身体康复感到忧虑。

（四）辅助检查

检查血常规、血型及凝血功能等。

二、护理措施

（一）一般护理

1. 环境　清洁、通风。

2. 预防休克　平卧位，保暖、给氧。立即建立静脉通路，按医嘱输液、输血、纠正酸中毒，备好急救物品及药品，记录出入量等。

3. 预防感染 加强外阴部清洁消毒护理，监测体温变化，每日测体温4次。

（二）病情观察

1. 监测产妇的面色、血压、脉搏、呼吸、宫缩及阴道流血情况。检查宫底高度和硬度，避免膀胱充盈而影响宫缩。发现产妇有休克征兆时立即报告医生。

2. 观察恶露有无异常，并定时送检血化验，发现异常报告医生。

（三）治疗配合

1. 协助医生迅速止血

（1）**宫缩乏力性出血**：迅速有效的止血方法是**加强宫缩（腹壁按摩子宫或腹壁一阴道双手压迫按摩子宫、应用宫缩剂、宫腔内填塞纱条、经阴道行子宫动脉结扎或次全子宫切除术）**。

（2）**胎盘因素：取、挤、刮、切等方法及时清除宫腔内胎盘组织**。

（3）**软产道损伤**：协助医生**及时缝合伤口**。

（4）**凝血功能障碍：及早发现和纠正凝血功能异常**，输新鲜血液。积极做好抗休克及纠正酸中毒等抢救的准备。

2. 在止血抢救操作过程中（如人工剥离胎盘、宫腔内填塞纱条等）应严格执行无菌技术，防止细菌侵入生殖道。

（四）心理护理

缓解恐惧心理，积极配合医生采取各种有效的治疗措施。

（五）健康指导

1. 对有产后出血危险的孕产妇需尽早做好准备工作。

2. 告知产妇产后子宫复旧及恶露变化等知识，发现异常应及时就诊。

3. 保证充足的营养。嘱产妇多休息，保持心情舒畅，并逐渐过渡下床活动。

4. 指导产妇遵医嘱服药。

第四节 羊水栓塞

【概述】

羊水栓塞是指在分娩过程中羊水突然进入母体血循环引起肺栓塞、过敏性休克和发生弥散性血管内凝血、肾衰竭或猝死的严重分娩并发症。

羊水栓塞患者发病突然，一般在破膜后，产程后期或分娩刚结束时。**临床经过可分为急性休克期、出血期、急性肾衰竭期三个阶段。**

【护理】

一、护理评估

（一）健康史

羊水栓塞好发的因素有高龄产妇、多产妇、过强宫缩、急产。常见诱因有胎膜早破或人工破膜后、前置胎盘、胎盘早剥、宫缩过强或强直性子宫收缩、子宫体或子宫颈有病理性开放的血窦、巨大儿死胎等。

（二）身体状况

产程中，产妇突发寒战、呛咳、气急、呕吐等前驱症状，继之出现呼吸困难、抽搐、发

绀、昏迷，迅速进入休克状况。继而凝血功能障碍，有出血倾向，出现产后大出血、血不凝，伤口及针孔出血，皮肤、胃肠及肾出血等。羊水栓塞后可发生急性心肺功能衰竭、DIC、低血容量、肾缺血等，时间较长引起肾组织损害而致急性肾衰竭。

（三）心理状况

由于疾病进展较快，患者尤其家属可表现为惊惶失措、恐惧等，甚至出现悲哀情绪。

（四）诊断检查

1. 身体检查　全身皮肤黏膜有出血点、淤斑；阴道或切口渗血；心率增快，肺部湿啰音。

2. 实验室检查　痰液、血液镜下可查出羊水的有形物质。DIC 各项血液检查指标呈阳性。

3. 心电图　提示右侧房室扩大。

4. X 线床边摄片　可见肺部双侧弥散性点状、片状浸润影，沿肺门周围分布，伴轻度肺不张及心脏扩大。

二、护理措施

原则上是抢救在先，观察护理在后。

（一）病情观察

应密切观察生命指征、子宫收缩情况、出血量、流出血液是否凝固等，严密观察各项监测指标的变化，准确记录出入量，严密观察产妇尿的颜色、性质和量的变化，发现异常立即报告医生，以便及早发现肾衰竭。

（二）产科处理

原则上应先改善产妇呼吸、循环功能，纠正凝血功能障碍，待病情稳定后即结束分娩。临产者监测产程进展、宫缩强度与胎儿情况。

（三）羊水栓塞的预防

加强产前检查，严密观察产程进展，正确掌握缩宫素的使用方法，严格掌握破膜时间；中期引产者，羊膜穿刺次数不应超过 3 次，钳刮时应先刺破胎膜，使羊水流净后再钳夹胎块。

第九章　胎儿窘迫及新生儿窒息的护理

第一节　胎儿窘迫

【概述】

胎儿窘迫是指胎儿在宫内因缺氧和酸中毒危及胎儿健康和生命的综合症征状。分为急性胎儿窘迫和慢性胎儿窘迫两类。

治疗原则：左侧卧位、吸氧，迅速查明病因，尽快结束分娩。

【护理】

一、护理评估

（一）病史

1. 母体因素　母体血氧含量不足是主要的原因。

2. 胎盘、脐带因素　胎盘功能减退、植入异常等；脐带绕颈、打结、受压、脱垂。

3. 胎儿因素　如严重的先天性心血管疾病和颅内出血 、胎儿畸形等。

4. 分娩过程异常　如产程延长、急产、不协调子宫收缩等。

（二）身体状况

1. **急性胎儿窘迫　多数发生在分娩过程中。**

（1）**胎心率的改变：胎心率异常是急性胎儿窘迫最重要的临床征象。缺氧的早期，胎心率＞160次/分；缺氧严重时＜120次/分，尤其是＜100次/分，是胎儿缺氧的危险征象。**

（2）**胎动改变：缺氧早期表现为胎动频繁。随着缺氧程度的加重，胎动减弱、次数减少，直至胎动消失。一般胎动消失后24～48小时胎心音消失。**

（3）**胎粪污染羊水：污染的程度分为三度。①Ⅰ度：浅绿色，质薄；②Ⅱ度：深绿色或者黄绿色，质厚，有时可有胎粪；③Ⅲ度：呈棕黄色，呈糊状，常可见胎粪。**

2. **慢性胎儿窘迫　多发生于妊娠晚期，仅表现为胎动减少，常延至临产后加重。胎动异常是慢性胎儿窘迫最早的信号。**

（三）辅助检查

1. 电子胎心监护。

2. 胎盘功能检查　妊娠晚期连续多次测定尿E_3＜10mg/24h或急剧减少30%～40%。

3. 胎儿头皮血pH测定　pH＜7.2。

二、护理措施

1. 一般护理　**左侧卧位，间断吸氧。**

2. 病情观察　**严密监测胎儿情况**。每10～15分钟听胎心1次或进行胎心监护，发现异常立即报告医生。慢性胎儿窘迫进行胎动计数、监测胎盘功能及胎心音。

3. 治疗配合

（1）**左侧卧位，给予面罩吸氧，纠正酸中毒。**

（2）针对病因处理，如静滴缩宫素过程出现胎儿窘迫，应立即停用。

（3）**协助医生尽快结束分娩**：如宫口开全，先露已达坐骨棘以下者，阴道助产；宫口未开全，先露在坐骨棘以上者，经处理症状不能改善者立即剖宫产。

（4）**做好抢救新生儿窒息的准备。**

4. 健康指导　指导孕妇多左侧卧位，30 周以后开始自测胎动，胎动小于 10 次/12 小时应及时就诊。

第二节　新生儿窒息

【概述】

新生儿窒息是指胎儿娩出后 1 分钟，仅有心跳而无呼吸或未建立规律呼吸的缺氧状态。

治疗原则：配合医生按 ABCDE 方案进行复苏，精心护理。

【护理】

一、护理评估

1. 病史　引起新生儿窒息的常见原因：①胎儿窘迫的延续；②呼吸中枢受抑制或损伤；③分娩时呼吸道阻塞；④早产，新生儿患有呼吸道、心血管先天畸形，肺发育不良；⑤产时使用麻醉剂或镇静剂。

2. 身体状况　根据新生儿出生后的 Apgar 评分情况，新生儿窒息分为轻度和重度两种类型，其分度和临床表现如下：

轻度窒息（青紫窒息）	重度窒息（苍白窒息）
面部及全身皮肤青紫	皮肤苍白，口唇暗紫
呼吸浅表或不规律	无呼吸或仅有喘息样微弱呼吸
心跳规则，强而有力，心率 80～120 次/分	心跳不规则，心率<80 次/分，且弱
对外界刺激有反应	对外界刺激无反应
肌肉张力好	肌肉张力松弛
喉反射存在	喉反射消失
Apgar 评分 4～7 分	Apgar 评分 0～3 分

3. 心理状况　担心新生儿安危等。

二、护理措施

（一）配合医生按 ABCDE 的程序进行复苏

A：清理呼吸道

胎头娩出后立即用手挤净口、鼻腔内的黏液及羊水；胎儿娩出后，立即用洗耳球或吸痰管吸出鼻咽部内的黏液及羊水，必要时用气管插管吸取。

B：建立自主呼吸　①轻度窒息：面罩或鼻内插管给氧；②重度窒息：协助做气管插管、人工呼吸，正压人工呼吸频率40～60次/分，呼吸恢复为止。

C：维护正常循环　心率<60次/分时，行胸外心脏按压。①按压胸骨体下1/3，按压频率100次/分左右；②按压深度为1.5～2cm；③每3次按压后正压人工呼吸1次。

D：药物治疗　①纠正酸中毒：按医嘱给5%碳酸氢钠3.3ml/kg，加入25%葡萄糖注射液10 ml，脐静脉缓慢滴注；②心率持续<80次/分时，给1∶10000肾上腺素0.1～0.3ml/kg脐静脉注射；③产时使用麻醉药物引起的窒息，遵医嘱给纳洛酮0.01ml/kg脐静脉注射；④血容量不足时扩容，有全血、血浆、5%白蛋白等，按10ml/kg静脉输注。

E：评价　复苏过程中每30秒评价一次，以确定进一步采取的抢救方法。

（二）复苏后的护理

1. 保暖　将患儿放入远红外线辐射保暖台或暖箱中。
2. 保持呼吸道通畅。
3. 继续给氧。
4. 加强监护　严密观察面色、呼吸、心率等。
5. 保持安静，防惊扰，不沐浴。适当延期哺乳。
6. 预防感染和颅内出血。

（三）健康教育

指导产妇及家人注重观察患儿的精神状态及远期表现，提防智障发生。

第十章　异常产褥产妇的护理

第一节　产褥感染

【概述】

1. 定义　**分娩及产褥期生殖道受病原体感染，引起局部或全身的炎症变化称为产褥感染。**产褥病率：产后24小时以后至10天内用口表每日测量4次，体温有2次达到或超过38℃称为产褥病率。产褥病率的原因以产褥感染为主，还包括生殖道以外的其他感染。

2. 感染途径　**产褥期常见的病原体有：需氧性链球菌、大肠埃希菌、葡萄球菌、厌氧性链球菌等。感染的来源有两种：一是自身感染；二是外来感染。**

3. 治疗原则　根据病情的严重程度，积极有效抗感染并纠正全身状况。

【护理】

一、护理评估

1. 健康史　详细评估产妇产前和产时的情况。

2. 身心状况　**发热、腹痛、恶露改变是产褥感染的三大主要症状，可表现为急性外阴、阴道、宫颈炎，急性子宫内膜炎、子宫肌炎，急性盆腔结缔组织炎、急性输卵管炎，急性盆腔腹膜炎，血栓性静脉炎，脓毒血症、败血症。**

3. 心理状况　焦虑、恐惧、失落感、内疚感。

4. 辅助检查　①血常规；②B超，彩色多普勒、MRI等定位炎性包块和脓肿。

二、护理措施

1. 一般护理　①注意个人的清洁卫生，居住环境安静，通风，空气新鲜；②保证产妇获得充足的休息和睡眠；③给予高蛋白、高热量、高维生素的饮食，保证摄入足够的液体。

2. 病情观察　**①嘱患者取半卧位，以利于炎症的局限和恶露的引流。会阴侧切者取健侧卧位，保持切口的干燥、清洁；**②做好病情观察和记录。严密监测患者生命体征，注意恶露的量、色、气味和性状以及会阴伤口的情况，有异常及时报告医生并协助处理。对患者出现高热、疼痛、呕吐时按症状进行相应处理。

3. **严格遵医嘱使用抗生素抗感染治疗。**

4. 健康教育和出院指导　培养良好的卫生习惯，指导饮食、休息、用药、定期复查等及自我康复保健处理。

第二节　晚期产后出血

【概述】

分娩24小时以后，在整个产褥期内发生的大量出血，称为晚期产后出血。它多于产后

1～2 周发病，也可迟至产后 6 周发病，表现为持续或间断少量或中等量阴道流血，也可表现为急骤大量流血，严重时，可因失血过多而导致失血性休克。

原因：①胎盘、胎膜残留；②蜕膜残留；③子宫胎盘附着面感染或子宫复旧不全；④剖宫产术后子宫伤口裂开，多见于子宫下段剖宫产横切口两侧端；⑤其他：产后子宫滋养细胞疾病、子宫黏膜下肌瘤等均可引起晚期产后出血。

处理原则：根据出血的原因及出血量的多少以及有无感染，给予止血，扩容，抗感染及手术治疗。

【护理】

一、护理评估

1. 健康史 了解产程进展及产后恶露变化，有无反复或突然阴道流血。

2. 身体状况 **胎盘、胎膜残留是阴道分娩导致晚期产后出血中最常见的原因，常发生在产后 10 天左右；**蜕膜残留多在产后 1 周内脱落随恶露排出；子宫胎盘附着面感染或复旧不全多发生在产后 2 周左右，表现为突然大量阴道流血；剖宫产术后子宫伤口裂开多发生于术后 2～3 周，出现大量阴道流血，甚至引起休克。

3. 心理状况 紧张、恐惧。

二、护理措施

1. **重视预防**

2. 对怀疑有胎盘、胎膜、蜕膜残留或胎盘附着部位复旧不全者 做好**刮宫术**的术前准备。术中操作轻柔，防子宫穿孔。术后刮出物送病理检查以明确诊断，遵医嘱给予抗生素及子宫收缩剂，注意观察子宫收缩及阴道流血的情况。

3. 对疑为剖宫产子宫切口裂开者 ①均要求住院治疗；②为患者提供安静舒适的环境，保证充足的睡眠和休息；③严密观察生命体征，阴道流血情况，子宫复旧及有无压痛；④遵医嘱给予抗生素抗感染，对于多量阴道出血者，做好剖腹探查的术前准备。

4. 心理护理 讲解晚期产后出血的有关知识，取得患者和家属的配合。

第三节 产后抑郁症

【概述】

产后抑郁是指在产褥期内发生抑郁症状。常发生在产后 2 周，可持续数周至 1 年甚至 1 年以上，常表现为疲劳、注意力不集中、失眠、乏力、对事物缺乏兴趣、社会退缩行为，常失去生活自理及照料新生儿的能力，自责、担心自己或婴儿受到伤害，重者可有伤害婴儿或自我伤害的行为。

处理原则：早发现，早诊断，早处理。

【护理】

一、护理评估

1. 健康史 了解此次妊娠过程的情绪状态、分娩方式及分娩过程是否顺利，新生儿的健康状况，文化程度，个人人格特征，婚姻家庭关系以及社会支持系统等；仔细评估有无不良妊娠史及分娩史，有无抑郁症、精神病的个人史及家族史。

2. 身心状况 ①情绪低落或者焦虑；思维减退；注意力不集中；厌世甚至有死亡的想法等；②评估产妇的生活自理能力以及照顾新生儿的能力；③评估产妇对婴儿的喜恶程度；④了解夫妻关系及家庭成员的关系；人际交往能力；社会支持系统等。

3. 辅助检查 主要采用产后抑郁量表对产妇的心理状态进行评估。

二、护理措施

1. 多与产妇家人沟通，营造一个充满爱心的修养环境，尽量减少产妇独处。

2. 进行有效的心理沟通，取得产妇的信任，鼓励产妇描绘自己的心理感受。

3. 进行知识宣教，让产妇了解产后母体恢复以及护理新生儿的相关知识，增强其自信心。

4. 严密观察病情，必要时请心理医生或精神科医生协助诊疗。

第十一章 妇科护理病历（略）

第十二章　女性生殖系统炎症患者的护理

第一节　概　述

一、女性生殖器官自然防御功能

双侧阴唇自然合拢，阴道前后壁紧贴，平时宫颈内口紧闭及宫颈管“黏液栓”堵塞；子宫内膜周期性剥脱，输卵管蠕动及纤毛向宫腔方向摆动均有利于防御病菌。卵巢分泌的雌激素使阴道上皮细胞内糖原含量增加，糖原在阴道乳杆菌的作用下分解为乳酸，使阴道维持正常的酸性环境（pH3.8～4.4），可抑制大部分病原体生长，称为**阴道自净作用**。

二、病原体

常见病原体为细菌（金葡萄球菌、链球菌、大肠埃希菌、淋病奈瑟菌以及厌氧菌等多见）、原虫（阴道毛滴虫多见）、真菌（白念珠菌多见）、病毒（如 HSV、CMV、HPV、HIV 等），此外还有支原体、衣原体、螺旋体等。

三、传播途径

1. 沿着生殖道的黏膜上行性蔓延　如淋病奈瑟菌、葡萄球菌、大肠埃希菌、衣原体的感染，是感染的主要途径。

2. 经淋巴系统蔓延　链球菌、大肠埃希菌、厌氧菌等引起的产褥感染、流产感染等的主要途径。

3. 血行传播　结核分枝杆菌引起的生殖器官结核的主要感染途径。

4. 直接蔓延　腹腔其他脏器感染后，直接蔓延到生殖器官。如阑尾炎可直接蔓延引起右侧附件炎。

第二节　外阴部炎症

【概述】

外阴皮肤或前庭部黏膜发炎为外阴炎，是妇科常见病。前庭大腺急性炎症后化脓成为脓肿，脓肿液化后成为囊肿，此病育龄妇女多见。

治疗要点：外阴炎应去除病因，治疗原发病；前庭大腺炎急性炎症时，卧床休息，局部热敷或坐浴，用敏感的抗生素控制感染；脓肿形成后行脓肿切开术或造口术。

【护理】

一、护理评估

1. 健康史　白带、经血、尿液、粪便刺激、化纤内裤刺激、不洁性交、外阴部污物污染等是外阴炎和前庭大腺炎的常见原因。

2. 身体状况

(1) 外阴炎：外阴瘙痒、疼痛、灼热感。检查见急性炎症时局部充血水肿、糜烂、溃疡、湿疹、有抓痕；慢性炎症时，外阴皮肤增厚变粗糙、苔藓样变及皲裂等。

(2) 前庭大腺炎：多为单侧，初期局部红肿、发热、压痛，局部胀痛明显，影响行走，脓肿形成时可有波动感。脓液吸收后转化为清液为前庭大腺囊肿，外阴有坠胀感或性交不适等。

3. 心理社会状况　焦虑、羞于就医。

4. 辅助检查　可取局部分泌物检查明确病原体，必要时化验血、尿常规。

二、护理措施

(一) 一般护理

病因治疗，保持外阴清洁、干燥，注意经期卫生和性卫生，治疗期间避免食用辛辣食品和饮酒，外阴瘙痒时禁用刺激性药物或抓挠，避免到泳池、浴池等公共场所，防止交叉感染，注意休息。

(二) 病情观察

1. 急性炎症期间，护士要注意患者的体温变化，嘱卧床休息。

2. 观察炎症局部的皮肤变化、肿胀、疼痛等，给予局部护理，增加局部舒适感。手术后要注意观察创口引流是否通畅。

3. 房间定期消毒、通风，保持空气新鲜。

(三) 治疗配合

1. 做好脓肿切开或造口术的术前、术中、术后护理。

2. 做好外阴护理。外阴每日擦洗 2 次。勤换内衣裤，坐浴。**通常用 1∶5000 高锰酸钾溶液坐浴，浴温 40℃左右，每次 20 分钟，每天 2 次。**

(四) 健康指导

指导患者卫生知识，**外阴瘙痒时禁用刺激性药物或抓挠，避免到泳池、浴池等公共场所，防止交叉感染。**

第三节　阴道炎症

【概述】

一、滴虫阴道炎

最常见，**由阴道毛滴虫引起，可经性交直接传播，也可经公共浴池、浴盆、浴巾、游泳池、坐式便器、衣物、污染的器械及敷料等间接传播。**阴道毛滴虫在阴道 pH 为 5～6.6 时容易繁殖而引起炎症。

二、念珠菌阴道炎

念珠菌阴道炎又称假丝酵母菌病，**当阴道组织内糖原增加、酸度增高、免疫力下降，有利于假丝菌繁殖时易发病。不耐热，但对干燥、日光、紫外线及化学试剂等抵抗力强。**

三、老年性阴道炎

因卵巢功能衰退，**雌激素水平降低**，致病菌易于入侵并繁殖，常为化脓性感染。

治疗要点 切断传播途径，消除诱因；阴道灌洗后用药杀灭局部的病原体，恢复阴道的自净作用。见表 12-1。

【护理】

一、护理评估

1. 健康史 **不洁性生活、使用公共浴池、浴盆、浴巾、游泳池、坐式便器、衣物及医疗器械等接触是滴虫阴道炎的常见病因；妊娠、糖尿病及长期或大量接受雌激素或抗生素治疗等是念珠菌阴道炎的常见病因；卵巢功能减退是老年性阴道炎的主要病因。**

2. 身体状况 **外阴瘙痒、白带异常是阴道炎的主要症状。**滴虫阴道炎、念珠菌阴道炎、老年性阴道炎的身体状况见表 12-1。

表 12-1 滴虫阴道炎、念珠菌阴道炎、老年性阴道炎的比较

	滴虫阴道炎	念珠菌阴道炎	老年性阴道炎
病原体	阴道毛滴虫	白念珠菌（白假丝菌）	化脓菌为主
好发人群	育龄期、青春期多见	孕妇、糖尿病、菌群失调者	绝经后妇女多见
主要症状	**白带增多、外阴瘙痒、灼痛或有蚁行感**	白带增多、外阴奇痒而坐卧不宁	**白带增多、外阴瘙痒、灼痛或伴尿路感染**
典型白带	**灰黄色、稀薄泡沫状、有腥臭味**	**白色稠厚凝乳状或豆渣样**	**稀薄水样、淡黄色，或黄色脓性或脓血性**
妇科检查	阴道黏膜充血，可有散在的出血斑点，呈“草莓样”	阴道黏膜有白色膜状物黏附，擦除后露出红肿黏膜面，有时可见糜烂或浅表溃疡	**阴道黏膜萎缩、菲薄，充血，有散在小出血点或浅表溃疡**
白带检查	找到阴道滴虫	找到白念珠菌的芽生孢子和假菌丝	找到杂菌，或阴道清洁度为Ⅱ～Ⅲ
阴道灌洗液	**1%乳酸或 0.5%醋酸溶液**	**2%～4%碳酸氢钠溶液**	**1%乳酸或 0.5%醋酸溶液**
阴道局部上药	**甲硝唑**	咪康唑、克霉唑或制霉菌素栓剂	小剂量己烯雌酚
全身用药	**甲硝唑**	制霉菌素或伊曲康唑	尼尔雌醇

3. 心理社会状况　焦虑、情绪低落。

4. 辅助检查　取**阴道分泌物悬滴液检查**，见表 12-1。

二、护理措施

（一）一般护理

保持外阴清洁干燥　勤换内裤，并煮沸消毒。坐浴器具等应专用，阴道灌洗器具每日煮沸消毒。

（二）病情观察

注意阴道分泌物的性状、量及气味。协助患者做阴道分泌物悬滴检查，告知取分泌物前 24～48 小时避免性生活、阴道灌洗和局部用药。

（三）治疗配合

1. 做好阴道灌洗或坐浴　**滴虫和老年性阴道炎患者用 1%乳酸或 0.5%醋酸溶液灌洗阴道或坐浴，增强阴道酸度（即降低 pH）提高其防御能力；念珠菌阴道炎患者用 2%～4%碳酸氢钠溶液灌洗阴道，抑制念珠菌的生长繁殖。**

2. 阴道局部用药　滴虫阴道炎患者阴道灌洗后，放置甲硝唑阴道泡腾片或乙酰胂胺（滴维净）于阴道后穹窿部，念珠菌阴道炎用咪康唑、克霉唑或制霉菌素栓剂。老年性阴道炎还可用小剂量已烯雌酚阴道给药。月经期暂停用药。

3. 全身治疗　**①滴虫阴道炎可选择甲硝唑 2g 单次口服或甲硝唑 400mg，每日 3 次，连服 7 日。②假丝酵母菌病顽固病例或未婚者可选用伊曲康唑、氟康唑、酮康唑等药物口服，有肝病史和孕妇禁用。老年性阴道炎可选用尼尔雌醇口服，增加阴道黏膜防御能力。**

4. 治愈标准　**滴虫阴道炎易于月经后复发，应在每次月经干净后取阴道分泌物复查有无滴虫，连续 3 次复查均阴性视为治愈。念珠菌阴道炎应在疗程结束 3 天后，每天做白带检查，连续 3 天均阴性者，为近期治愈，以后每次月经前 5～7 天复查白带，连续 2 个月均阴性者为治愈。**

（四）健康指导

注意保持外阴清洁、干燥，注意经期卫生和性卫生，不穿化纤内裤或紧身裤。治疗期间避免食用辛辣食品和饮酒，外阴瘙痒时禁用刺激性药物或抓挠，避免到泳池、浴池等公共场所，防交叉感染。内裤要每日换洗并煮沸消毒。坐浴器具应专用，阴道灌洗器具应煮沸消毒。

第四节　子宫颈炎症

【概述】

子宫颈炎症分慢性和急性两种，临床上以慢性多见，本节仅以慢性宫颈炎为例。**慢性宫颈炎多于分娩、流产或手术损伤宫颈后，病原体侵入引起感染。**

一、病理类型

1. 宫颈糜烂　**最常见，分为单纯型、颗粒型、乳头型 3 型。根据糜烂面积大小分 3 度：①轻度（Ⅰ度）：糜烂面小于整个宫颈面积的 1/3；②中度（Ⅱ度）：糜烂面占整个宫颈面积的 1/3～2/3；③重度（Ⅲ度）：糜烂面占整个宫颈面积的 2/3 以上。**

2. 宫颈肥大
3. 宫颈息肉
4. 宫颈腺体囊肿
5. 宫颈黏膜炎

二、治疗原则

以局部治疗为主。**在治疗前需常规行宫颈刮片甚至活组织检查，排除早期宫颈癌。①物理疗法是目前治疗宫颈糜烂最常用的有效治疗方法。常用激光、冷冻、微波及红外线凝结治疗；**②药物治疗，对局部药物治疗适用于糜烂面积较小和炎症浸润较浅的病例，宫颈黏膜炎可全身应用抗生素；③手术疗法是行息肉摘除术，宫颈腺体囊肿以微波或电灼破坏囊壁。

【护理】

一、护理评估

1. 健康史　了解有无分娩、流产或手术损伤宫颈后引起感染，有无白带异常增多、外阴瘙痒等。

2. 身体状况　阴道分泌物增多，可伴有腰骶部胀痛或下腹坠胀痛，劳累、经期或性交后加重；宫颈息肉和糜烂者可出现性交后的血性白带；有的伴有尿急、尿频或不孕。妇科检查可有宫颈肥大、不同程度的糜烂、息肉或腺体囊肿。

3. 心理社会状况　焦虑、恐惧。

4. 辅助检查　常规行宫颈刮片检察，可筛查癌前病变及早期宫颈癌。有条件的医院可行宫颈液基薄层细胞（TCT）检查；必要时宫颈活检可明确诊断宫颈病变。

二、护理措施

1. 指导患者配合治疗，促进组织修复

（1）解释治疗的必要性及治疗方法，协助做宫颈刮片细胞学检查或宫颈液基薄层细胞（TCT）检查。

（2）指导患者配合医生做局部治疗，说明物理治疗的注意事项：**①治疗时间选择在月经干净后 3～7 天；**②急性生殖器官炎症时为禁忌；③术后有阴道排出物较多，黄水样，术后1～2 周脱痂时排出物可有少量出血，如出血多则到医院就诊；**④术后保持外阴清洁，2 个月内禁止性生活和盆浴；⑤一般于两次月经干净后复查。**

2. 缓解焦虑　关心、同情患者，告知患者按医嘱规范治疗即可治愈。

3. 知识宣教　注意经期卫生和性卫生，定期妇科检查，发现炎症积极治疗，对急性宫颈炎应彻底治愈；阻断癌前病变。

第五节　盆腔炎症

【概述】

盆腔炎是女性内生殖器及其周围结缔组织、盆腔腹膜发生炎症时的统称。最常见的是输卵管炎及输卵管卵巢炎。盆腔炎分急性和慢性两类，是妇科常见疾病，生育期妇女多见。

一、急性盆腔炎

病原体多为需氧菌、厌氧菌及衣原体混合感染。若治疗不及时，可引起弥漫性腹膜炎、败血症、感染性休克甚至危及生命，或者转为慢性盆腔炎，经久不愈、反复发作。

治疗原则：①抗生素治疗。要早期、足量、联合用药或根据药敏试验选用敏感的抗生素；②手术治疗。适用于药物治疗无效、脓肿较大或疑脓肿破裂者；③支持疗法。卧床休息、避免不必要的妇科检查，以免炎症扩散。

二、慢性盆腔炎

慢性盆腔炎病理类型　常见类型有：①慢性子宫内膜炎；②慢性输卵管炎、输卵管积水；③输卵管卵巢炎及输卵管卵巢囊肿；④慢性盆腔结缔组织炎。

治疗原则　**慢性以综合治疗如物理疗法、中药治疗为主**，急性发作时用抗生素治疗，有囊肿而药物治疗无效时可手术治疗。注意锻炼，增强体质。

【护理】

一、护理评估

1. 健康史　了解患者生育史、宫腔手术操作史及个人卫生习惯，尤其经期、流产及产后卫生；有无急性盆腔炎、结核及原发性不孕史。询问发病情况、病情演变及治疗经过。

2. 身体状况　**急性盆腔炎患者呈急性病容，表现为下腹痛伴发热，严重者有寒战高热、头痛、食欲不振。腹膜炎患者可出现消化系统症状。脓肿形成者则有下腹包块及局部压迫刺激症状。妇科检查可见阴道充血，并有大量脓性分泌物从宫颈口外流；穹窿部明显触痛，宫颈充血、水肿、举痛明显；宫体增大，有压痛，活动受阻，双附件压痛明显。**慢性盆腔炎局部症状为白带增多；**下腹部坠胀痛或腰骶部酸胀痛，以性生活、月经前后、劳累时加重；**月经量增多，经期延长或继发性痛经；不孕及异位妊娠。妇科检查可见子宫后倾，活动受限或固定。宫旁一侧或双侧触及条索状增粗有压痛的输卵管；或扪及活动受限的囊性包块；或有片状增厚及压痛，子宫骶韧带增粗、变硬、压痛等。

3. 心理社会状况　烦躁、焦虑、情绪低落。

4. 辅助检查　B超、腹腔镜、输卵管通畅检查。

二、护理措施

增加患者的参与意识和治疗信心。腹痛、腰痛时注意休息，防止受凉。按医嘱必要时给予止痛药物缓解不适。注意个人卫生，节制性生活，防止反复感染，加重病情。

第六节　性传播疾病

性传播疾病是指通过性行为或类似性行为传播的一组疾病。目前我国重点监测、需做疫情报告的性传播疾病有8种，包括梅毒、淋病、尖锐湿疣、非淋菌性尿道炎、艾滋病、软下疳、性病淋巴肉芽肿和生殖器疱疹。重点介绍常见的淋病、梅毒、尖锐湿疣（表12－2）。

表 12-2　淋病、梅毒、尖锐湿疣的比较

	淋病	梅毒	尖锐湿疣
病史	不洁性交、多个性伴侣或接触污染衣物	同左	同左
病原体	淋病奈瑟菌，对热敏感，100℃即死。一般消毒剂或肥皂液可使其迅速杀灭	梅毒螺旋体，煮沸、干燥、肥皂水以及一般的消毒剂，很容易将其杀死	人乳头瘤病毒，耐冷不耐热，对常用抗生素不敏感
传播方式	直接性接触为主，少数是共用生活用品间接接触感染	可通过性、血液和母婴途径传播，以性接触为主	直接性接触为主，少数是共用生活用品间接接触感染
身体状况	急性期外阴、阴道或宫颈等处充血、潮红、疼痛，有脓性分泌物。可有下腹痛，伴发热	一期硬下疳为外阴、阴道等处有单个无痛性硬结，圆形，溃疡后有浆液性渗出物；二期梅毒全身有梅毒疹；三期有全身多器官损害	外阴、阴道赘生物，互相融合向四周扩散，呈乳头状或菜花样突起，质软，无明显不适感。全身无明显症状
治疗	首选头孢曲松钠	首选苄星青霉素	激光或冷冻疗法
护理措施	严格隔离，患者内裤、浴具、毛巾等接触分泌物的生活用物煮沸消毒，防止交叉感染。治疗期间避免性生活，保持外阴清洁干燥，性伴侣一同检查，阳性者一并治疗		
心理状况	患者因有不洁性生活可能罹患性病而焦虑，或担心受家属、医务人员歧视而不说出实情或延迟就医，精神紧张状态，确诊后又会过多关注别人患性病、艾滋病的治疗经验和结局而烦躁不安		

第十三章　月经失调患者的护理

第一节　功能失调性子宫出血

【概述】

功能失调性子宫出血（简称功血），是由于调节生殖的神经内分泌机制失常引起的异常子宫出血，而全身及内外生殖器官无明显器质性病变存在。分为无排卵性和排卵性功血两类，**无排卵功血较多见。**无排卵性功血**多见于青春期和围绝经期；排卵性功血多见于育龄期妇女，分为黄体功能不足和子宫内膜不规则脱落两种类型。**

治疗原则：

1. **无排卵性功血　青春期和生育期患者以雌激素和孕激素止血、调整周期、促排卵为原则；**围绝经期患者以止血、调整周期、减少经量、防止子宫内膜癌变为原则，**诊断性刮宫是有效的止血措施。**

2. 排卵性功血　黄体功能不足的治疗原则是促进卵泡发育，刺激黄体功能及黄体功能替代，**以恢复黄体功能为治愈目标**；子宫内膜不规则脱落治疗原则为调节下丘脑-垂体-卵巢轴的功能，使黄体及时萎缩，内膜按时脱落。

3. 支持治疗　加强营养，补充铁剂、维生素 C 和蛋白质；改善全身状况。

【护理】

一、护理评估

（一）健康史

1. 无排卵性功血　**约占 85%，多见于青春期和围绝经期妇女，**诱因有气候环境突然改变、过度劳累、精神压力大、精神创伤、劳累、应激、流产、手术、肥胖、多囊卵巢综合征、高泌乳素血症、性激素不当等。

2. 排卵性功血　**多发生于生育年龄妇女。常见两种类型：黄体功能不足与子宫内膜不规则脱落。**

（二）身体状况

1. 无排卵性功血　**子宫不规则出血，周期紊乱，经期长短不一，月经量时多时少，**淋漓不尽，甚至大量出血，可有贫血。无痛经。

2. 排卵性功血　**黄体功能不足者月经周期缩短，月经频发。**不孕或早期流产发生率高。**子宫内膜不规则脱落者月经周期正常，但经期延长，出血量较多。**

（三）心理社会状况

青春期患者常因害羞延误就诊，伴贫血等其他症状而焦虑；育龄期妇女常因不孕或早期流产而焦虑；围绝经期妇女则常因疗效欠佳或怀疑患肿瘤而焦虑、紧张甚至恐惧。

（四）辅助检查

1. 妇科检查　生殖器官无器质性病变。

2. 诊断性刮宫　简称诊刮，目的有二，其一是止血，其二是明确子宫内膜病理诊断。于月经前3～7天或月经来潮12小时内刮宫，以确定排卵或黄体功能，为确定是否子宫内膜不规则脱落，应在月经期第5～6日进行诊刮。不规则出血者随时进行刮宫。

3. 基础体温测定　是测定排卵简单易行的方法。有排卵者的基础体温曲线呈双相型，无排卵者基础体温始终处于较低水平，呈单相型。

4. 宫颈黏液结晶检查　若经前羊齿状结晶持续存在，提示无排卵（出现卵圆体提示有排卵）。

5. 其他检查　B超检查，宫腔镜检查，卵巢功能检查。

二、护理措施

（一）一般护理

1. 卧床休息　出血多时要患者卧床休息，避免晕厥或休克。

2. 加强营养　注意补充铁剂、维生素C和蛋白质，向患者推荐含铁丰富的食物，避免剧烈活动与劳累。

（二）病情观察

1. 注意观察并记录患者生命体征，重点是面色、血压、脉搏、呼吸及阴道流血情况。发现阴道流血的量过多有休克征兆时立即报告医生。

2. 定时送检血液化验，发现异常报告医生。

（三）治疗配合

1. 无排卵性功血　①青春期：止血、调整周期、促排卵；②围绝经期：止血、调整周期、防止子宫内膜癌变。

2. 排卵性功血　①黄体功能不足：促进卵泡发育，刺激黄体功能及黄体功能替代，分别应用CC、HCG和黄体酮；②子宫内膜不规则脱落：促使黄体及时萎缩，内膜及时完整脱落；常用药物有孕激素和HCG。

（四）健康指导

鼓励患者表达内心感受，帮助澄清错误认识，缓解恐惧心理，解释出血的原因及各项治疗操作，并给予同情和鼓励，以增加安全感。指导加强营养，注意休息，保持心情舒畅；避免药物使用不当导致异常出血；月经期避免剧烈活动，禁止盆浴及性生活，保持会阴清洁。

第二节　痛　经

【概述】

痛经是指在行经前后或月经期出现下腹疼痛、坠胀伴腰酸及其他不适，严重影响生活和工作质量者。痛经分为原发性与继发性痛经。原发性痛经指生殖器官无器质性病变的痛经，与月经期子宫内膜释放前列腺素（PGF2a）增多有关；继发性痛经指盆腔器质性病变引起的痛经。

治疗原则：以解痉、镇痛等对症治疗为主，并注意心理治疗，避免精神刺激和过度劳累。口服避孕药可抑制子宫内膜生长，减少前列腺素合成和释放，减轻疼痛。要求避孕的痛经妇女可用避孕药治疗。

【护理】

一、护理评估

1. 健康史　原发性痛经常见于青春期，与子宫收缩异常有关，精神紧张、恐惧、寒冷刺激及经期剧烈运动可加重疼痛。

2. 身体状况　**下腹疼痛是主要症状，多自月经来潮后开始，最早出现在月经来潮前12小时，以月经第1日疼痛最剧烈，持续2～3日后逐渐缓解。**

3. 辅助检查　B超、子宫输卵管碘油造影、宫腔镜检查等、无器质性病变。

二、护理措施

1. 卧床休息　**适当休息，疼痛明显时局部热敷或按摩下腹部，喝热汤或热水等。**

2. 遵医嘱对症用药　常用药物有**前列腺素合成酶抑制剂**如吲哚美辛（消炎痛）、布洛芬，**解痉药**阿托品；**非麻醉性镇痛药**；**中药或针灸止痛**。要求避孕的痛经妇女可选用**口服避孕药**。

3. 健康教育　原发性痛经属功能性痛经，不影响生育，生育后痛经可缓解或消失。经期应保持精神愉快，注意经期外阴清洁卫生，平时注意加强营养，饮食应多样化，进行有氧锻炼，增强体质。疼痛难忍时一般选择非麻醉性镇痛药治疗。积极治疗慢性疾病。

第三节　绝经综合征

【概述】

绝经过渡期是指围绕妇女绝经前后的一段时期，即从绝经前出现与绝经有关的内分泌、生物学和临床特征，至最后1次月经后1年。绝经是指月经完全停止1年以上。

绝经综合征也称更年期综合征、围绝经期综合征，是指妇女在绝经前后由于卵巢功能衰退，雌激素水平波动或下降所致的以自主神经功能紊乱为主，伴有神经精神症状的一组症候群。多发生于45～55岁，约2/3的妇女可出现程度不同的低雌激素血症引发的一系列症状。绝经分为自然绝经是和人工绝经。自然绝经是指卵巢内卵泡生理性耗竭所致的绝经；人工绝经是指双侧卵巢经手术切除或受放射线损坏等导致的绝经，更易发生绝经期综合征。

治疗原则：①加强精神心理治疗及体育锻炼，补充维生素D、钙剂，必要时选用镇静剂、谷维素等；②**性激素替代治疗（HRT）：补充雌激素是关键，可改善症状、提高生活质量，目前常使用尼尔雌醇。**

【护理】

一、护理评估

（一）健康史

雌激素水平下降，是引起绝经期综合征的主要原因。评估时了解患者的发病年龄、职业、文化水平及性格特征，询问月经情况及婚育史，有无卵巢切除或盆腔肿瘤放疗，有无心血管疾病及其他内分泌疾病史。

（二）身体状况

1. **月经紊乱　是主要症状。**

2. 血管舒缩症状　**出现潮热、出汗为特征性症状，夜间或应激状态易促发。**

3. 心血管疾病　血压升高或波动、假性心绞痛。部分妇女冠心病、高血压和脑出血的发生率及死亡率逐渐增加。

4. 骨质疏松　腰酸背痛，骨骼压缩、身材变矮，严重者可致骨折。

5. 泌尿生殖道症状　阴道干燥、性交困难及老年性阴道炎，排尿困难、尿急、尿失禁及反复发作的尿路感染。

6. 神经精神症状　焦虑、抑郁、激动、喜怒无常、脾气暴躁、记忆力下降、注意力不集中、失眠多梦等。

（三）辅助检查

根据患者的具体情况不同，可选择血、尿常规，心电图及血脂检查，B超、宫颈刮片及诊断性刮宫、激素测定、骨质检查等。

二、护理措施

（一）一般护理

合理饮食，进食低脂、低盐、高蛋白、高维生素、高钙、高铁的饮食，注意多样化。避免烟酒、少喝咖啡、浓茶等。

（二）治疗配合

指导应用**性激素替代治疗**

1. 适应证　主要用于治疗雌激素缺乏所致的潮热多汗、精神症状、老年性阴道炎、尿路感染，预防存在高危因素的心血管疾病、骨质疏松等，应定期随访。

2. 药物选择及用法　在医生指导下使用，尽量选用天然性激素，剂量个体化，以最小有效量为佳。雌激素制剂常用尼尔雌醇、妊马雌酮，孕激素制剂常用甲羟孕酮。

3. 禁忌证　原因不明的子宫出血、肝胆疾病、血栓性静脉炎及乳腺癌等禁用。

4. 注意事项

（1）雌激素剂量过大可引起乳房胀痛、白带增多、头痛、水肿、色素沉着、体重增加等，可酌情减量或改用雌三醇。

（2）用药期间可能发生异常子宫出血，多为突破性出血，但应排除子宫内膜癌。

（3）较长时间使用雌激素可能影响肝功能，应定期复查肝功。

（4）单一雌激素长期应用，可使子宫内膜癌危险性增加，雌孕激素联合用药能够降低风险。是否增加乳癌的危险性尚无定论。

（三）健康指导

让患者和家属了解围绝经期是必经的生理过程。要坚持体育锻炼，多参加社会活动；定期健康体检，积极防治围绝经期妇女常见病和多发病，宣教雌激素替代治疗的相关知识，以改善和缓解围绝经期综合征的不适。

第十四章　滋养细胞疾病患者的护理

滋养细胞疾病是由胎盘绒毛滋养层细胞过度增生而引起的一组疾病，分为葡萄胎、侵蚀性葡萄胎和绒毛膜癌3种。

第一节　葡萄胎

【概述】

葡萄胎是因妊娠后胎盘绒毛滋养细胞过度增生，绒毛变成大小不等的半透明水泡，相连成串，形似葡萄而得名，又称为水泡状胎块。其病变局限于子宫腔内，**属于良性滋养细胞疾病，又称为良性葡萄胎。**

治疗原则：**一经确诊，应迅速清除宫腔内容物。采用吸宫术，术后1周行第2次刮宫。每次刮出物送病理检查。必要时做预防性化疗。若子宫增大迅速，年龄＞40岁而无再生育要求者，可行子宫切除。**

【护理】

一、护理评估

（一）病史

病因至今未明，认为与染色体变异、营养状况、年龄、种族等因素有关。

（二）身体状况

1．症状

（1）**停经后阴道流血：是最常见的症状，多数在停经12周左右发生不规则阴道出血，**开始多为暗红色、少量，反复发生，逐渐增多或突然大量出血，可伴有水泡样组织排出。

（2）**妊娠呕吐及妊娠期高血压疾病。**

（3）腹痛：阴道流血前可出现阵发性腹部隐痛，卵巢囊肿蒂扭转或破裂可发生急性腹痛。

2．体征

（1）**子宫异常增大、变软：**子宫大于停经月份，质柔软，当子宫达妊娠20周大小时仍无胎动和胎心音。

（2）卵巢黄素化囊肿：可扪及一侧或两侧卵巢呈囊性增大。

（三）心理状况

担忧今后能否生育正常孩子，且害怕恶变。

（四）辅助检查

1．**绒毛膜促性腺激素（HCG）测定　是最有价值的检查。**

2．B超检查　**是重要的辅助手段，宫腔内无妊娠囊，无胎儿结构，“落雪状”图像是葡萄胎的特异性征象。**

二、护理措施

（一）一般护理

保持环境清洁；阴道出血期间，加强外阴清洁消毒护理。

（二）病情观察

1. 密切观察生命体征、腹痛及阴道流血情况，注意阴道排出物内有无水泡状组织。如发生阴道大出血，应及时测量血压、脉搏、呼吸，建立静脉通路，立即报告医生，做好急诊手术准备。

2. 遵医嘱留晨尿或抽血做 HCG 含量测定。

（三）治疗配合

1. 做好清宫术护理。

2. 刮出的组织物送病理检查。

3. 抗生素预防感染。

4. 有关对症护理。

（四）心理护理

（五）健康指导

1. 充足的睡眠及营养均衡的饮食。

2. **清宫术后禁止性生活 1 个月，以预防感染，注意体温变化，体温升高时要随时就诊。**

3. **避孕 2 年，避孕宜选用阴茎套或阴道隔膜，不宜用宫内节育器及避孕药。**

4. 有 10%～25%患者会产生恶变，因此要定时随访。

（1）随访时间：**清宫术后每周复查 1 次 HCG，直至持续 3 次均在正常水平，此后每月 1 次，持续半年后改为 3 个月 1 次，第 2 年起改为半年 1 次。随访至少持续 2 年。**

（2）随访内容：**最重要的是查血、尿中的 HCG 含量；**同时询问有无不规则阴道流血、咳嗽、咯血等症状；妇科检查了解阴道有无紫蓝色结节、子宫复原情况、黄素囊肿是否消退；胸部 X 线检查。

（3）嘱患者平时自我观察，**如阴道流血过多，或出现不明原因的咳嗽、胸痛、血痰、咯血等，应及时就诊。**

第二节　侵蚀性葡萄胎及绒毛膜癌

【概述】

侵蚀性葡萄胎，是指葡萄胎组织侵入子宫肌层或经血行转移至子宫以外的器官，引起组织破坏的一种恶性滋养细胞疾病。绒毛膜癌简称绒癌，是恶变的滋养细胞散在地侵蚀子宫肌层或转移至其他器官。

治疗原则：化疗为主，手术为辅。

【护理】

一、护理评估

（一）病史

侵蚀性葡萄胎仅继发于葡萄胎之后，多发生在葡萄胎清除后 6 个月内。绒癌约 50% 继发于葡萄胎清除1年以后，50% 继发于流产、足月产或异位妊娠之后。多数为生育年龄妇女，少数发生于绝经后妇女。

（二）身体状况

1. 阴道流血 **为最常见的症状，是病灶破坏子宫壁所致。**

2. 腹痛 病灶穿破子宫壁引起腹腔内出血，出现腹痛及休克症状。

3. 妇检 阴道可见紫蓝色结节；子宫大于正常、质软；卵巢囊肿等盆腔包块。

4. 转移灶症状 **最常见的转移部位是肺，其次为阴道、宫旁、脑、肝等。脑转移预后差。**

（三）心理状况

往往情绪低落，甚至悲观绝望。

（四）辅助检查

1. **血、尿 HCG 测定 葡萄胎清除后 8 周，β-HCG 持续高水平，产后、流产后、异位妊娠后 4 周 HCG 持续高值，或一度下降后又升高，已排除再次妊娠。**

2. B超检查 可见子宫增大，宫壁回声不均匀光团。

3. X线胸片检查 **有结节状或片状阴影是肺部转移体征。**

4. 组织学检查 **侵蚀性葡萄胎可见变形或完好的绒毛结构；绒毛膜癌者绒毛结构消失。**

二、护理措施

（一）一般护理

1. 休息与活动 卧床休息。呼吸困难者取半卧位、吸氧。病情许可时适当活动。

2. 饮食 鼓励进食，饮食注意营养、清淡易消化。进食困难者经静脉或鼻饲供给营养。

（二）病情观察

密切观察腹痛、阴道流血及生命体征情况，注意有无咯血、呼吸困难、头痛、呕吐、视力障碍、偏瘫等征象。发现异常立即报告医生，配合抢救。

（三）治疗配合

1. 化疗患者的护理（见第三节）。

2. 手术患者的护理对年龄较大，病变在子宫、化疗无效者可切除子宫，尽可能保留卵巢。做好术前准备和术后护理。

（四）防治感染

1. 保持病室整洁，定期消毒。

2. 保持外阴清洁，每日用消毒液擦洗外阴2次，勤更换消毒会阴垫。

3. 口腔护理。

4. 如造血功能障碍，实行保护性隔离。

5. 注意观察体温变化，发现异常，及时报告医生。

6. 使用抗生素。

（五）心理护理

（六）转移灶患者的护理

1. 肺转移患者的护理 密切观察有无咳嗽、咯血、胸闷、胸痛等症状，给予镇静药以减轻症状。呼吸困难者可间断吸氧，取半坐卧位。

2. 脑转移患者的护理 ①患者置于单间并有专人护理，暗化光线。抽搐和昏迷者置床档，并做好对症护理；②随时观察病情变化；③严格准确记录出入液量，患者每天的总入量应限制在 2000～3000ml，同时应尽量控制钠的摄入量，防止加重脑水肿；④加强生活护理及皮肤护理。

3. 阴道转移患者的护理　①尽早应用化疗；②以卧床休息为主，活动时勿用力过猛过重；③减少增加腹压的因素，保持大便通畅；④严密观察病情变化，做好大出血抢救准备；⑤严禁性生活及阴道冲洗，避免不必要的阴道检查及盆腔检查，防止碰破结节引起出血。

（七）健康指导

至少随访 5 年。第一年内每月随访一次；一年后每 3 个月随访一次，持续 3 年；第 4～5 年每年一次，以后每 2 年一次。随访内容同葡萄胎。

第三节　化疗患者的护理

化学药物治疗（简称化疗）已成为恶性肿瘤的主要治疗方法之一。而滋养细胞疾病是所有肿瘤中对化疗最为敏感的一种。

一、常用药物的种类

①烷化剂，如环磷酰胺（CTX）；②抗代谢药物，如氟尿嘧啶（5－FU）、甲氨蝶呤（MTX）；③抗肿瘤抗生素，如放线菌素－D（Act－D）；④抗肿瘤植物药，如长春新碱（VCR）；⑤其他，如顺铂（PDD）等。

二、常见的化疗副反应

1. 造血功能障碍（骨髓抑制）是最常见和最严重的一种副反应。
2. 消化道反应。
3. 脱发及皮肤炎症。
4. 肝、肾功能损伤。
5. 心肺功能及神经系统损伤。

三、化疗前准备

1. 护士的准备　做好化疗防护工作。
2. 患者的准备　心理准备；用药当天清晨测量体重。

四、使用化疗药时的护理

1. 严格三查七对，药物现配现用。
2. 注意保护血管。
3. 防止药液外渗。如出现外渗应立即停止用药，局部冷敷，用生理盐水或普鲁卡因局部封闭，用 50%硫酸镁或土豆片等外敷，以防局部组织坏死。24 小时内局部不可热敷。
4. 使用放线菌素－D、顺铂等药物时，需用避光罩或黑布包好。
5. 严格控制输液速度，加强巡视。

五、化疗不良反应的护理（见内科护理学）

第十五章　妇科腹部手术患者的护理

第一节　妇科腹部手术患者的一般护理

一、妇科腹部手术的种类

妇科腹部手术按范围主要分为剖腹探查术、全子宫切除术、次全子宫切除术、附件切除术、全子宫加附件切除术、子宫根治术、剖宫产术等。按手术缓急程度可分为择期手术、限期手术和急诊手术。

二、手术患者的护理

（一）手术前准备

1. 心理护理　护士应充分利用术前进行健康指导的机会与患者进行沟通，耐心解答患者的疑问，向患者讲解相关的知识及手术治疗的效果，使能够安心配合治疗。

2. 手术前指导

（1）术前应指导患者学会胸式呼吸、咳嗽、咳痰的方法。

（2）术前指导患者如何应对术后的疼痛，如何使用自控式镇痛泵，减少或避免并发症的发生。

（3）术前应指导患者如何在床上使用便器，让患者反复进行练习，以适应术后床上排便。

3. 手术前一日准备

（1）皮肤准备：**腹部备皮范围是上至剑突下缘，下至两侧大腿上1/3，两侧至腋中线，剃去阴毛。**脐部用汽油棉签清洁后再用酒精棉签擦拭。

（2）胃肠道准备：手术前一日清洁肠道，术前8小时禁止从口进食，术前4小时严格禁水。可能涉及肠道的手术，肠道准备从术前3天开始。手术当日清晨清洁灌肠，体质虚弱者应按其承受能力进行清洁灌肠，以防脱水。

（3）阴道准备：一般**术前三天开始阴道准备**，术前一日冲洗阴道2次，**手术当天冲洗后在宫颈口及阴道穹窿部涂甲紫，作为手术切除宫颈标记之用**。行次全子宫切除术、卵巢肿瘤剔除术及子宫肌瘤剔除术时不需要涂甲紫。阴道流血及未婚者不做阴道冲洗。

（4）休息与睡眠：术前应保证患者的休息，可按医嘱给患者适量的镇静剂。

（5）其他

（二）手术日护理

1. 手术当日清晨测量患者生命体征。

2. 进手术室前应将患者的首饰、发夹、可活动的义齿等物品交给家属或护士长登记保管，更换清洁衣裤，罩好头发。

3. 术前常规留置导尿管，导尿时应严格无菌操作，见尿后固定尿管。

4. 遵医嘱给予术前用药。一般术前 30 分钟注射基础麻醉药物。

5. 送患者进手术室前，护士应认真核对患者的姓名、年龄、床号、手术名称等病历资料，并携带病历、手术带药将患者送至手术室，双方核对无误后签字。

（三）手术后护理

1. 接待回病室的患者

2. 体位　全身麻醉患者取去枕平卧位，头偏向一侧，防止呕吐物进入气管。硬膜外麻醉的患者取去枕平卧 6～8 小时，腰麻患者去枕平卧 12～24 小时，以防术后头痛。如患者病情无特殊变化，术后次日晨取半卧位。

3. 术后即时护理　测量生命体征，检查静脉输液通道是否通畅、腹部伤口及麻醉穿刺部位敷料有无渗血、尿管是否通畅及尿液的量和性状、阴道有无出血、全身皮肤情况，如有引流要观察引流管是否通畅及引流液的量和性状。腹部加压沙袋 6 小时，防止出血。做胃肠减压的患者应及时接通负压吸引器并调节到适当的压力。

4. 监测生命体征

5. 尿管的观察　一般手术术后留置尿管 1～2 日，**宫颈癌患者术后留置尿管 7～14 日。**保留尿管期间患者每天测量体温 3～4 次，每日冲洗会阴及更换尿袋，严格无菌操作，防止逆行感染。

6. 引流管的观察和护理　引流管要保持通畅，如异常应报告医生给予处理。一般情况下，**24 小时引流液小于 10ml 且患者体温正常时可考虑拔除引流管**。

7. 缓解疼痛　遵医嘱及时给予止痛处理。

8. 术后呕吐及腹胀的观察和护理　严重的呕吐应及时报告医生给予处理。术后未排气之前不要食用奶制品及甜食。

9. 饮食护理　一般妇科手术后 6～8 小时患者可进流质饮食，忌食牛奶及甜食，肛门排气后可进半流饮食，排便后开始普通饮食。进行胃肠减压的患者应禁食。术后患者应加强营养，增加蛋白质及维生素的饮食，以促进伤口的愈合及身体功能的恢复。

10. 一般术后 7 天拆线，年老体弱或者过度肥胖的患者伤口愈合的难度较大，可适当延长拆线的时间或者采用间断拆线。

11. 出院指导

（1）饮食指导：加强营养，增加维生素及蛋白质的饮食，促进手术伤口愈合。多吃蔬菜及水果，防止因便秘导致排便时屏气用力使腹压增高而引起伤口裂开。

（2）休息与活动：术后要多休息，保证充足的睡眠。逐渐增加活动时间及活动量，避免增加腹压的动作，防止伤口裂开。不宜久站及跳舞，防止盆腔充血而影响盆腔组织愈合。

（3）症状观察：注意观察手术伤口有无红肿、硬结、疼痛等情况，如果出现应及时回医院处理。观察有无阴道流血，全子宫切除的患者术后可出现少量粉红色分泌物，此为阴道残端缝合的肠线溶化所致，无需处理，适当休息即可。如发现阴道出血量多如月经量，应及时就诊。

（4）性生活及沐浴指导：拆线后可淋浴。全子宫切除术后 3 个月内禁止性生活及盆浴。子宫肌瘤剔除术、卵巢肿瘤剔除术后 1 个月内禁止性生活及盆浴。

（5）术后复查：妇科手术患者出院后应在 1 个月至 1 个半月回医院复查。

第二节　子宫颈癌

【概述】

子宫颈癌是妇科最常见的恶性肿瘤，其发病率仅次于乳腺癌，是严重威胁女性健康的疾病，**宫颈细胞学检查可使宫颈癌得到早期诊断，早期治疗**。发病年龄分布呈双峰状，35～39岁和60～64岁，平均年龄52.2岁。

宫颈癌好发于宫颈外口的鳞一柱状上皮移行带区。病理类型以鳞癌多见，其次为腺癌。按病程进展分为宫颈上皮肉瘤样变（包括宫颈不典型增生、宫颈原位癌）和浸润癌。转移途径以直接蔓延及淋巴转移为主，血行转移发生在晚期。

治疗原则：治疗方案应根据患者的临床分期、年龄和全身情况而定，以手术治疗和放射治疗为主，化疗为辅。

【护理】

一、护理评估

（一）病史

确切的病因尚未明确，可能与下列因素有关：

1. **婚育及性生活情况　有早婚、早育、生育频繁、过早性生活、性卫生不良、性生活紊乱或伴有宫颈糜烂者发病率较高。**

2. 病毒感染　通过性生活感染的某些病毒如单纯疱疹病毒Ⅱ型、人乳头瘤病毒、人巨细胞病毒等与宫颈癌的发病有关。目前，针对病毒感染引起的宫颈癌防治疫苗已问世。

3. 环境因素　经济状况低下、种族与地理环境也与宫颈癌发病有关。

（二）身体状况

极早期宫颈癌常无症状，**早期宫颈癌年轻患者常表现为接触性出血，阴道排液伴腥臭味；癌症晚期可出现大量脓性或米汤样恶臭排液，持续的腰骶部疼痛和坐骨神经痛，**病灶压迫输尿管或直肠，可出现尿频、尿急、肛门坠胀等压迫症状；病变广泛者，可因静脉、淋巴回流受阻导致输尿管积水、尿毒症。**老年人常表现为绝经后出血。**长期疾病消耗可出现恶病质。

子宫颈癌的临床分期　采用国际妇产科联盟2000年修订的临床分期，可分为0～Ⅳ期。

宫颈癌的临床分期（FIGO，2000年）

0期：原位癌（浸润前癌）
Ⅰ期：癌灶局限在宫颈（包括累及腺体）
Ⅰa　肉眼未见癌灶，仅在显微镜下可见浸润癌
Ⅰa_1　间质浸润深度≤3mm，宽度≤7mm
Ⅰa_2　间质浸润深度＞3mm至≤5mm，宽度≤7mm
Ⅰb　临床可见癌灶局限于宫颈，或显微镜下病变＞Ⅰa2
Ⅰb_1　临床可见癌灶最大直径≤4mm

续表

Ⅰb_2 临床可见癌灶最大直径>4mm
Ⅱ期：癌灶已超过宫颈，但未达盆壁。癌灶累及阴道，但未达阴道下1/3
Ⅱa 无宫旁浸润
Ⅱb 有宫旁浸润
Ⅲ期：癌灶扩散至盆壁和（或）累及阴道下1/3，导致肾盂积水或肾无功能
Ⅲa 癌灶累及阴道下1/3，但未达盆壁
Ⅲb 癌灶已达盆壁，或有肾盂积水或肾无功能
Ⅳa：癌扩散超出真骨盆或癌灶浸润膀胱或直肠黏膜
Ⅳb：远处转移

（三）心理状况

震惊、恐惧、否认、愤怒、妥协、忧郁、接受。

（四）辅助检查

1. 宫颈刮片细胞学检查　**用于宫颈癌的普查，是筛查和早期发现宫颈癌及癌前病变的主要方法。**

2. 宫颈及宫颈管活组织检查　是确诊宫颈癌及癌前病变的最可靠方法。

二、护理措施

（一）心理护理

缓解患者的心理压力，减轻恐惧。

（二）晚期宫颈癌患者对症护理

1. 宫颈癌并发大出血应及时报告医生，备齐急救药物和物品，配合抢救，并以明胶海绵及纱布填塞阴道，压迫止血。

2. 有大量米汤样或恶臭脓样阴道排液者，可用1∶5000高锰酸钾液擦洗阴道。擦洗时动作应轻柔，以免引起大出血。

3. 持续性腰骶部疼痛或腰腿痛者可采用转移患者注意力、协助患者选择舒适体位等方法缓解疼痛，对于比较严重的疼痛可遵医嘱使用镇痛药。

4. 对有贫血、消瘦、感染、发热等恶病质表现的患者，应加强护理，预防肺炎、口腔感染、压疮等并发症，按医嘱行支持疗法和抗生素治疗。

（三）手术治疗患者的护理（详见第一节）

（四）健康指导

1. 术后随访　**第1年内，出院后1个月进行第1次随访，以后每2～3个月复查1次。第2年每3～6个月复查1次。第3～5年，每半年复查1次。第6年开始，每年复查1次。如有不适随时就诊。随访内容包括术后检查、血常规检查和胸部X线检查。术后半年内禁止性生活。**

2. 普及防癌知识　宣传与宫颈癌发病有关的因素，提倡晚婚、晚育及少育，开展性卫生教育，积极治疗宫颈炎。**宣传定期进行防癌普查的重要性，一般妇女每1～2年普查1次；高危人群每半年接受1次妇科检查；30岁以上妇女到妇科门诊就诊时，应常规接受宫颈刮**

片细胞学检查；有接触性出血者，应及时就诊，警惕宫颈癌的发生。

第三节 子宫内膜癌

【概述】

子宫内膜癌又称子宫体癌，发生在子宫内膜层，**以腺癌为主**，绝经后妇女多见。该病是女性生殖器官常见三大恶性肿瘤之一，转移途径以直接蔓延和淋巴转移为主，血行转移较少见。

治疗原则：早期以手术治疗为主，晚期采用放疗、手术、药物等综合治疗。

【护理】

一、护理评估

（一）病史

确切的病因尚不清楚，可能与下列因素有关：

1. **长期持续受雌激素刺激而无孕激素拮抗，使子宫内膜增生过度有关。**

2. 体质因素　内膜癌易发生在肥胖、高血压、糖尿病、未婚、少产的妇女，这些因素是内膜癌的高危因素。

3. 晚绝经与绝经后延的妇女发生子宫内膜癌的危险性比其他人群高。

4. 遗传因素　约20％的子宫内膜癌患者有家族史。

（二）身体状况

早期无明显症状，随着病情发展可出现下列表现：

1. 阴道流血　**典型症状为绝经后不规则阴道流血**。未绝经的患者可表现为经量增多、经期延长或经间期出血。

2. 阴道排液　早期为浆液性或浆液血性白带，晚期合并感染时可出现脓性或脓血性排液，有恶臭味。

3. 晚期症状　主要表现为疼痛及恶病质状态。

4. 子宫内膜癌的临床分期。

子宫内膜癌手术-病理分期

分期	肿瘤范围
Ⅰ期	癌局限于宫体
Ⅰa	癌局限于子宫内膜
Ⅰb	侵犯子宫肌层≤1/2
Ⅰc	侵犯子宫肌层＞1/2
Ⅱ期	癌扩散至宫颈，但未超越子宫
Ⅱa	仅累及宫颈管腺体
Ⅱb	浸润宫颈间质
Ⅲ期	癌局限或（和）区域转移
Ⅲa	癌浸润至浆膜和（或）附件，或腹水含癌细胞，或腹腔冲洗液阳性

续表

分期	肿瘤范围
Ⅲb	癌扩散至阴道
Ⅲc	癌转移至盆腔和（或）腹主动脉旁淋巴结
Ⅳ期	
Ⅳa	癌浸润膀胱黏膜和（或）直肠黏膜
Ⅳb	远处转移（不包括阴道、盆腔黏膜、附件以及腹主动脉旁淋巴结转移，但包括腹腔内其他淋巴结转移）

（三）心理状况

（四）辅助检查

1. **分段诊断性刮宫　简称分段诊刮，是确诊子宫内膜癌最可靠的方法。**

2. B超检查　子宫内膜癌的典型B超图像表现为子宫增大与绝经年龄不符。

3. 宫腔细胞学检查　可作为筛查子宫内膜癌的方法。

4. 宫腔镜检查　可直接观察病灶的部位、大小、形态，并可在直视下取可疑组织进行病理检查。

二、护理措施

（一）心理护理（同宫颈癌）

（二）一般护理（同宫颈癌）

（三）手术患者的护理

1. 严格按腹部及阴道手术护理进行术前准备。

2. 术后6～7日阴道残端羊肠线吸收或发生感染时可导致残端出血，需严密观察并嘱患者此期减少活动。

（四）药物治疗的护理

采用孕激素治疗的患者，孕激素用药剂量较大，且需10～12周才能初步评价有无效果，劝说患者要有耐心。在治疗过程中可能出现一些副反应，如可引起水钠潴留，出现水肿、药物性肝炎等。一般副反应轻，停药后会逐渐好转。

（五）健康指导

1. 随访指导　**术后2年内，每3～6个月1次，术后3～5年，每6～12个月1次**，患者有不适感觉，应及时就诊检查。晚期或癌肿无法切净等特殊患者应按医生要求进行随访。

2. 普及防癌知识　宣传定期防癌检查，注意高危人群，**尤其是绝经后不规则阴道流血及围绝经期月经紊乱的患者，需及时就诊做分段诊断性刮宫**。在医生指导下正确使用雌激素，加强用药期间的监护和随访。

第四节　子宫肌瘤

【概述】

子宫肌瘤是女性生殖器官**最常见的良性肿瘤，多见于育龄妇女，以30～50岁最多见。**

子宫肌瘤为实性肿瘤，当肌瘤生长快，血液供应不足发生缺血时出现肌瘤变性。有玻璃样变、囊性变、红色变性、钙化及肉瘤样变，**最常见的是玻璃样变**，很少发生的肉瘤样变是恶变，**红色变性发生在妊娠或产褥期**。

子宫肌瘤常为多发性，按肌瘤所在的部位可分为子宫体肌瘤（占92%）和子宫颈肌瘤（占8%）。按肌瘤与子宫肌层的位置关系分为3类：**肌壁间肌瘤（最常见，占60%～70%。）、浆膜下肌瘤（约占20%）和黏膜下肌瘤（占10%～15%）。**

治疗原则：根据患者的年龄、症状、肌瘤的大小、数目、部位及对生育的要求选择治疗方案。随访观察、药物治疗及手术治疗（适用于子宫大于10周妊娠大小；症状明显或肌瘤生长较快；保守治疗失败；不孕或反复流产排除其他原因的患者。手术方式有肌瘤切除术、子宫次全切除术、子宫全切除术3种）。

【护理】

一、护理评估

（一）病史

确切的病因未明，可能与雌激素、孕激素刺激有关。

（二）身体状况

1. **月经改变　为最常见的症状**，主要表现经量增多或不规则阴道出血，经期延长。黏膜下肌瘤引起的月经改变最明显，其次是肌壁间肌瘤，而浆膜下肌瘤常无明显月经改变。

2. 白带增多　白带增多，当黏膜下肌瘤脱出于阴道内并合并感染时，可表现为脓性或血性白带。

3. **腹部包块**　当肌瘤增长到一定程度，使增大的子宫或肌瘤超出盆腔时，**患者可在下腹部摸到包块。**

4. 腰酸、腹痛、下腹坠胀　一般不会出现腹痛。部分患者可有腰酸、腹痛及下腹坠胀，经期加重。当肌瘤发生红色变性时，腹痛剧烈并伴发热。浆膜下肌瘤发生蒂扭转时可出现急性腹痛。

5. 压迫症状　肌瘤增大压迫邻近器官时可出现相应的症状。压迫膀胱时可出现尿频、尿急、排尿障碍、尿潴留等。压迫直肠可引起排便困难、便秘等。

6. 流产或不孕　子宫肌瘤可使宫腔变形或压迫输卵管，影响精子运行及受精卵着床，导致流产或不孕。

7. 继发性贫血　长期月经量过多可导致继发性贫血。

（三）心理状况

患者担心手术切除子宫或肌瘤对身体功能造成影响而影响夫妻生活，担心肌瘤恶变及害怕手术。

（四）辅助检查

最常用的是B超检查，可确定肌瘤的大小、部位及数目；必要时可借助宫腔镜、腹腔镜等检查协助诊断及治疗。

二、护理措施

（一）心理护理

解释子宫肌瘤是一种良性肿瘤，通过药物治疗可以控制病情，手术治疗可以将肿瘤完全去除，解除患者担心手术后会影响女性的性征及性生活的思想顾虑。

（二）手术护理（详见第一节）

（三）健康指导

1. 宣传有关月经的基本知识，指导正确使用性激素，增强妇女的自我保健知识，定期接受妇科检查。

2. 保守治疗需定期随访，一般为每 3～6 个月随访一次。随访期间如发现症状明显或肌瘤迅速增大等异常情况，应及时和医生联系。

3. **指导术后患者出院后 1 个月到门诊复查，了解术后康复情况。术后 3 个月内禁止盆浴及性生活，6 个月内避免重体力劳动。**

第五节　卵巢肿瘤

【概述】

卵巢肿瘤是女性生殖器常见的肿瘤，有良性、交界性与恶性之分。卵巢恶性肿瘤是女性生殖器官三大恶性肿瘤之一，一旦发现为恶性肿瘤，往往已属晚期病变，**死亡率居妇科恶性肿瘤的首位。**

一、常见的卵巢肿瘤类型及病理特点

（一）卵巢上皮性肿瘤

卵巢上皮性肿瘤是卵巢肿瘤中最常见的一种，占所有原发性卵巢肿瘤的 50%～70%，有良性、交界性和恶性 3 种。交界性肿瘤是一种低度潜在恶性肿瘤。

（二）卵巢生殖细胞肿瘤

卵巢生殖细胞肿瘤是来源于原始生殖细胞的一组卵巢肿瘤，好发于儿童及青少年，发病率仅次于卵巢上皮性肿瘤，占卵巢肿瘤第二位。有畸胎瘤、无性细胞瘤和内胚窦瘤。

（三）卵巢性索间质肿瘤

占卵巢肿瘤的 5%～8%，来源于原始性腺中的性索及间质组织。该类型的肿瘤常有内分泌功能，故又称为功能性卵巢肿瘤。有颗粒细胞瘤、卵泡膜细胞瘤、纤维瘤和支持细胞-间质细胞瘤。

（四）卵巢转移性肿瘤

原发于体内任何部位的癌均可能转移到卵巢，如乳腺癌、肠癌、胃癌等。常见有库肯勃氏瘤，恶性程度高，预后极差。

二、卵巢恶性肿瘤的转移途径

主要转移途径为直接蔓延及腹腔种植，晚期可经淋巴及血行转移。

三、治疗原则

1. 卵巢良性肿瘤　确诊后尽快手术。年轻有生育要求者行卵巢肿瘤剔除术；蒂扭转或瘤体大者行患侧附件切除术；绝经后妇女行全子宫及附件切除术。

2. 卵巢恶性肿瘤　以手术治疗为主，辅助化疗或放疗。常用的化疗药物有顺铂（DDP）、阿霉素（ADR）、环磷酰胺（CTX）等，可通过腹腔或静脉化疗。

3. 并发症　卵巢肿瘤如并发蒂扭转或破裂应立即手术。

【护理】

一、护理评估

（一）病史

卵巢肿瘤的病因未明，可能与遗传、高胆固醇饮食及内分泌因素有关。

（二）身体状况

1. 卵巢良性肿瘤　发展缓慢，初期一般无症状，常于妇科检查时偶然发现。随着肿瘤增大，可出现下腹部不适、腹痛、腹胀，甚至压迫症状如尿频、便秘、气急、心悸等。

2. **卵巢恶性肿瘤　早期多无症状，但肿瘤生长迅速，多数患者可在短时间内出现腹胀、腹部肿块及腹水等，发现时往往疾病已至晚期**，此时可表现为消瘦、严重贫血等恶病质现象。

3. 卵巢良、恶性肿瘤的鉴别见下表：

鉴别内容	卵巢良性肿瘤	卵巢恶性肿瘤
病史	生长缓慢，病程长	生长迅速，病程短
发病年龄	生育期妇女多见	多见于幼女、青春期及绝经后妇女
一般情况	良好，多无不适	常有腹痛、腹胀，晚期贫血、消瘦，出现恶病质
体征	多为单侧，囊性，表面光滑，活动好，一般无腹水	多为双侧，实性或囊性，表面结节状，凹凸不平，固定，常伴腹水，可查到癌细胞

4. 卵巢肿瘤的并发症有蒂扭转、破裂、感染和恶变。

（三）心理评估

焦虑、恐惧、压力。

（四）辅助检查

B超检查最常用，根据病情可选择细胞学检查、肿瘤标志物检查如AFP及CA_{125}等测定、腹腔镜检查。病理学检查是确诊卵巢良恶性肿瘤的主要依据。

二、护理措施

（一）心理护理

向患者介绍有关的疾病知识，增强患者战胜疾病的信心。

（二）协助治疗

协助医生完成各项诊断性检查，需做腹腔穿刺或腹腔化疗的患者，要备好穿刺用品，配合腹腔穿刺操作，注意观察放腹水的量和速度，**一般要求放腹水的速度宜缓慢，一次穿刺放水量在3000ml左右，术后用腹带包扎腹部**。需手术治疗者按腹部手术护理常规执行。需化疗或放疗的患者按化疗或放疗护理常规护理。

（三）生活护理

指导患者采取合适的体位，对长期卧床休息的患者要做好生活护理，如发现患者并发感染，应遵医嘱给予抗生素治疗。鼓励患者多进食高蛋白，富含维生素的饮食，不能进食者给予静脉补充营养，辅以全身支持治疗，促进康复。

（四）健康指导

1. 术后随访　卵巢肿瘤治疗后易复发，应长期随访和监测。**随访时间为：术后第1年每月1次；术后第2年每3个月1次；术后第3年每6个月1次；3年以上者每年1次。良性肿瘤患者，术后1个月常规复查。**对接受化疗、放疗的患者，护士应鼓励患者克服困难，协助完成治疗计划，以提高疗效，防止复发。

2. 定期普查　育龄期妇女应每1～2年行妇科检查，高危人群每半年进行一次检查，以排除和及时发现卵巢肿瘤。

第六节　子宫内膜异位症

【概述】

子宫内膜异位症是指**有生长功能的子宫内膜组织在子宫腔被覆黏膜以外的部位出现。多见于25～45岁妇女。**异位子宫内膜可以侵犯全身任何部位，**常见的部位是盆腔脏器和腹膜，其中以侵犯卵巢者最常见（约占80%）又称卵巢巧克力样囊肿。**，其次是宫骶韧带、直肠子宫陷凹，也可出现在脐、膀胱、肾、肺等部位，但较少见。

治疗原则：治疗方法有随访观察、药物治疗、手术治疗。手术治疗适用于重度患者。有生育要求的患者只行病灶切除保留生育功能；无生育要求的年轻患者采用保留卵巢功能的手术，年老患者考虑切除子宫及卵巢。可采用腹腔镜或剖腹手术，腹腔镜是目前手术治疗本病的主要手段。

【护理】

一、护理评估

（一）病史

评估患者有无痛经、性交不适和不孕，有无剖宫产、流产、多次妊娠分娩或过度刮宫史，是否有宫颈狭窄、阴道闭锁等引起经血潴留的因素。

（二）身体状况

1. 症状

（1）**痛经：子宫内膜异位症的典型症状是继发性进行性加重的痛经。**常于月经前1～2天开始，经期第1天疼痛最剧烈，以后逐渐减轻，至经后数日。

（2）不孕：不孕率高达40%。

（3）月经失调

（4）其他症状：与月经周期相关的腹痛、腹泻、便秘、周期性少量便血，甚至肠梗阻。经期出现尿频、尿痛。一侧腰痛和经期血尿。病变部位可出现周期性疼痛、出血或块状物增大。

2. 体征　妇科检查：**子宫多后倾固定，宫骶韧带、子宫直肠陷凹或子宫后壁下段等部位可扪及触痛性结节**，在子宫附件处可扪及与子宫相连的囊性偏实不活动的包块，多有轻压痛。病变如累及直肠阴道隔，可在阴道后穹窿见到紫蓝色斑点，扪及隆起的小结节或包块。

（三）心理状况

恐惧、焦虑。

（四）辅助检查

1. B超检查 可确定异位病灶的位置、大小和形态。

2. **CA_{125}值测定** 测定CA_{125}值还可用于监测内膜异位症的治疗效果和复发情况，治疗有效时，CA_{125}值下降，复发时又升高。

3. **腹腔镜检查 是目前诊断子宫内膜异位症的最佳方法。**

二、护理措施

（一）心理护理

介绍疾病的特点，解除患者的思想顾虑及恐惧心理。

（二）缓解疼痛

指导患者经期注意休息，保持心情愉快，避免剧烈运动，热敷下腹部；遵医嘱严格按疗程用药，不可随意停药；需手术治疗患者要按医嘱做好术前准备和术后护理。

（三）健康指导

1. 生育指导 达那唑治疗患者停药4～6周可恢复月经，考虑受孕要等月经恢复正常2～3次后。对保留生育功能的手术患者，应于术后半年再考虑受孕。

2. 防止经血逆流 对于阴道闭锁、宫颈狭窄、严重子宫后倾的患者，应及时行手术治疗。经期应避免剧烈运动、性生活及盆腔检查，避免重力挤压子宫。

第十六章　外阴、阴道手术患者的护理

第一节　外阴、阴道手术患者的一般护理

【外阴、阴道手术种类】

外阴手术是指女性外生殖器部位的手术，主要包括外阴癌根治术、前庭大腺切除术、阴道成形术、阴道前后壁修补术、处女膜切开术、阴式子宫切除术、尿瘘修补术等。

【手术前准备】

（一）心理护理

进行术前检查、准备，手术时要注意遮挡，避免多余人员旁观，尽量减少暴露部位与时间。做好患者家属的工作，帮助其理解患者，配合治疗及护理过程。

（二）皮肤准备

外阴皮肤有损伤或感染时，局部涂抗生素软膏，每日消毒液坐浴，保持外阴清洁干燥，待治愈后手术。术前皮肤准备常在术前一天进行，**备皮范围为上至耻骨联合上10cm，下至外阴部、肛门周围、臀部及大腿内侧上1/3。**

（三）肠道准备

为防止术后排便污染外阴伤口，影响伤口的愈合，外阴、阴道手术前应做好肠道准备。指导患者术前3天进无渣饮食，按医嘱给予肠道抗生素，常用庆大霉素口服，每次8万U，每日3次。**术前8小时禁食，4小时禁水**，术前1天口服番泻叶30克代茶饮，术前日晚及术晨行清洁灌肠。

（四）阴道准备

正常人阴道内不是无菌环境，为了防止术后的感染，**应在术前3日开始进行阴道准备**。一般常用1∶5000高锰酸钾液、0.2‰的碘伏或1∶1000苯扎溴铵液进行阴道冲洗或坐浴，每日2次。术晨用消毒液进行阴道消毒，消毒时应特别注意擦净小阴唇之间的黏膜皱襞和阴道穹窿，消毒后用大棉签蘸干，必要时于阴道穹窿、宫颈上涂亚甲蓝以做手术标记。

（五）膀胱准备

术前排空膀胱，一般不必留置尿管，但需带导尿包到手术室备用。

【手术后护理】

（一）体位

处女膜闭锁及有子宫的先天性无阴道患者，术后应采取半卧位，有利于经血的流出；行阴道前后壁修补或盆底修补术后的患者应以平卧位为宜，禁止半卧位，以降低外阴阴道张力，促进伤口的愈合，术后5～7天方可起床活动，以防伤口裂开或出血；因外阴癌行外阴根治术后的患者应采取平卧位，双腿外展屈膝，膝下垫软枕，以减少外阴部及腹股沟的张力。

（二）伤口的护理

护士应注意观察术后外阴阴道伤口的情况，观察阴道分泌物的量、性质、颜色及有无异味。注意保持外阴清洁干燥，每天行外阴擦洗2次，嘱患者勤更换内衣内裤，每次大小便后用温热的无菌盐水冲洗外阴，然后用无菌棉球拭干，应避免冲洗液流入阴道内，不宜做阴道检查或冲洗，以防损伤伤口。手术时阴道内填塞的纱布一般在术后12～24小时内取出，取出时应注意核对数目，并在病历单上记录。术后3天可行外阴烤灯，保持伤口干燥，促进愈合。

（三）保持大小便通畅

外阴、阴道手术后一般留置尿管5～7天，应注意做好保留尿管患者的护理，保持尿管的通畅；**拔除尿管前应训练患者的膀胱功能**，拔管后嘱患者尽早排尿，如有排尿困难，可给予热敷、诱导排尿等措施，必要时重新留置尿管。为防止大便对伤口的污染及解便时对伤口的牵拉，**一般以控制术后5天大便为宜**。术后第3天开始可服用液状石蜡30ml，每晚1次，以软化大便，避免排便困难。

（四）疼痛护理

当麻醉药的作用消失后，护士应评估患者的疼痛情况，采取多种止痛措施，如更换体位、应用自控镇痛泵、遵医嘱及时给予止痛药等，并注意观察止痛效果。

（五）出院指导

嘱患者出院后应保持外阴部的清洁干燥，防止感染；避免增加腹压的动作，如蹲、用力大便等，以免增加局部伤口的张力，影响伤口的愈合；**术后一般需休息3个月**，期间活动量宜逐渐增加，避免重体力劳动；**出院1个月后到门诊检查术后恢复情况，并于术后3个月再次到门诊复查**，经医生检查确定伤口完全愈合后方可恢复性生活；如有伤口异常应及时就诊。

第二节 外阴癌

【概述】

外阴癌是女性外阴恶性肿瘤中最常见的一种，多发生于60岁以上的妇女。**外阴癌约2/3发生在大阴唇，以外阴鳞状细胞癌最为常见**。转移途径以淋巴转移和直接浸润为主，血行转移多发生在晚期。治疗原则以手术治疗为主，辅以放射治疗和化学药物治疗。外阴癌的临床分期根据国际妇产科协会（FIGO）2000年提出的临床分期法分4期（表16-1）。

表16-1 外阴癌的分期

分期	肿瘤范围
0期	原位癌（浸润前癌）
Ⅰ期	癌灶位于外阴和（或）会阴，肿瘤直径≤2cm
Ⅰa	肿瘤直径≤2cm伴间质浸润≤1cm
Ⅰb	肿瘤直径≤2cm伴间质浸润>1cm
Ⅱ期	癌灶局限于外阴和（或）会阴，肿瘤直径>2cm
Ⅲ期	肿瘤浸润尿道下段或阴道或肛门
Ⅳa期	肿瘤侵犯尿道上段、膀胱黏膜、直肠黏膜、骨盆
Ⅳb期	任何远处转移包括盆腔淋巴结

【护理】

一、护理评估

（一）病史

有无外阴肿块伴有长期外阴瘙痒或尖锐湿疣、外阴硬化型苔藓、白带增多史，尤其应注意老年患者。注意患者有无其他部位的恶性肿瘤等。

（二）身体状况

早期症状不明显。**有症状时，外阴瘙痒是最常见症状，且持续时间较长**。结节状肿物，随着病灶逐渐增大，可破溃继发感染，常有脓性或血性分泌物。当癌灶侵犯阴部神经时，可出现明显的疼痛；浸润血管时可有大出血的危险；癌灶侵犯尿道或直肠时可产生尿频、尿急、尿痛、血尿、便秘、便血等症状。

（三）心理状况

恐惧、焦虑、孤独、悲哀。

（四）辅助检查

为明确诊断应采取活组织病理检查：采用甲苯胺染色外阴部，再用1%醋酸擦洗脱色，在蓝染部位做活检，或借用阴道镜观察外阴部皮肤也有助于定位活检，以提高活检阳性率。

二、护理措施

（一）心理护理

介绍有关外阴癌的知识及手术方式，让患者得到信心的支持和鼓励。

（二）术前准备

1. 皮肤准备　**术前3～5天给予1∶5000高锰酸钾液坐浴，每日2次，保持外阴清洁**；同时进行外阴擦洗，擦洗动作要轻柔，告诉患者不要搔抓外阴，注意保护局部皮肤，防止术后感染。**备皮范围自下腹部至肛门周围、两侧腹股沟、外阴、两大腿内侧达膝关节**。备皮动作宜轻柔，防止损伤局部病变组织。

2. 其他准备　同妇科外阴阴道手术前准备。

（三）术后护理

1. 一般护理（见本章第一节）。

2. 尿管的护理　**一般留置尿管5～7天，拔尿管前2天需训练膀胱功能**。

3. 伤口的护理　**平卧位有利于伤口的引流，同时取双腿外展屈膝位，膝下垫软枕；伤口加压包扎24小时，压沙袋4～8小时**。外阴及腹股沟伤口拆除敷料后，每日用1∶40络合碘溶液擦洗伤口2次，患者排便后要及时擦洗外阴部，保持伤口及周围的清洁，以防感染。伤口愈合不良时，可用1∶5000高锰酸钾液坐浴，每日2次。

4. 饮食　**术后1天进流食，术后2天进半流食，术后3～5天可进少渣饮食**，以后根据病情改为普食。可服复方樟脑酊，尽量于5～7日后排便。

5. 放、化疗患者按相关的护理程序进行护理。

（四）健康指导

注意保持外阴清洁干燥；积极治疗外阴的瘙痒、疼痛、破溃、出血等不适症状，发现外阴部的硬结、肿物要及时就诊，不要随意抠抓；外阴癌手术后遵医嘱坚持放化疗，按时随诊，定期复查，观察治疗效果及有无复发征象。

第三节 尿 瘘

【概述】

尿瘘也称为泌尿生殖瘘，是指人体泌尿道与生殖道之间形成的异常通道。**临床上以膀胱阴道瘘最常见**。

治疗原则：病因治疗、保守治疗及**手术治疗（是治疗尿瘘的主要方法）**。

【护理】

一、护理评估

（一）病史

产伤是引起尿瘘的主要原因。

（二）身体状况

1. 症状

（1）**漏尿：为主要的临床表现**，患者无法自主排尿，尿液不断自阴道流出来。

（2）外阴皮炎：由于尿液长期刺激，外阴不适、瘙痒等。

（3）尿路感染：可引起尿道逆行感染，表现为尿频、尿急、尿痛等。

（4）闭经或月经稀发：部分患者可出现长期闭经或月经减少，可能与精神创伤有关。

2. 体征　在患者的外阴部、臀部、大腿内侧可见皮疹及表浅溃疡，妇科检查可见尿液自阴道流出的部位。

（三）心理状况

自卑、失望、孤独无助感。

（四）辅助检查

1. 亚甲蓝试验

2. 靛胭脂试验

3. 膀胱镜检查

4. 排泄性尿路造影

二、护理措施

（一）心理护理

让患者解除思想顾虑，积极主动配合治疗，克服自卑心理。

（二）适当体位

对有些妇科手术后导致的小瘘孔，**可给予留置尿管并根据瘘孔的位置采取正确的体位**，使小瘘孔自行愈合。一般采用使瘘孔高于尿液面的卧位。

（三）强调饮水的重要性

应嘱患者多饮水，一般要求每天饮水量不少于3000ml，必要时可按医嘱静脉输液，以保证液体入量，达到稀释尿液、自动冲洗膀胱的目的，减少酸性尿液对皮肤的刺激。

（四）术前准备

除按一般外阴、阴道手术术前准备外，**术前3～5天应协助患者每天用消毒液坐浴**。

（五）术后护理

一般尿管留置10～14日后拔除，拔管后协助患者每1～2小时排尿一次，应避免膀胱过度膨胀。术后要加强盆底肌肉的锻炼，预防咳嗽、便秘等可使腹压增加的因素及尽量避免下蹲等增加腹压的动作，以免腹压增加引起导尿管脱落，影响伤口愈合。

（六）健康指导

1. 术前口服己烯雌酚者，术后应继续服药1个月。
2. **出院3个月内禁止性生活及重体力劳动。**
3. 预防咳嗽、便秘等增加腹压的因素，如出现应积极治疗。
4. 对尿瘘修补术后怀孕者应加强孕期检查。
5. 手术失败者，应教会患者保持外阴清洁的方法，尽量避免外阴皮肤的刺激。

第四节　子宫脱垂

【概述】

子宫脱垂是指子宫从正常位置沿阴道下降或脱出，宫颈外口达坐骨棘水平以下，甚至子宫全部脱出阴道口外。常伴阴道前后壁膨出。

【护理】

一、护理评估

（一）病史

产伤是子宫脱垂最主要的发病原因，还应评估患者有无慢性咳嗽、盆腹腔肿瘤、便秘等其他系统的健康状况。

（二）身体状况

轻度无症状，随着脱垂的加重可出现以下症状：**腰背酸痛及腹部下坠感；肿物自阴道脱出**；大小便异常；合并直肠膨出时可有便秘、排便困难。

以患者平卧向下屏气用力时子宫下降的程度，将子宫脱垂分为3度：**①Ⅰ度：轻型：子宫下降，子宫颈外口距处女膜缘<4cm，但未达处女膜缘；重型：子宫颈已达处女膜缘，阴道口可见子宫颈；②Ⅱ度：轻型：子宫颈已脱出阴道口外，但宫体仍在阴道内；重型：子宫颈及部分宫体已脱出于阴道口外；③Ⅲ度：子宫颈及子宫体全部脱出于阴道口外。**

张力性尿失禁的检查　患者不解小便，取膀胱截石位，嘱患者咳嗽，如有尿液溢出，检查者用食、中指伸入阴道内，分别轻压阴道前壁尿道两侧，再嘱患者咳嗽，如尿液不再外溢，证实患者有张力性尿失禁。

（三）心理状况

焦虑、苦闷、情绪低落。

二、护理措施

（一）心理护理

主动沟通，向患者讲解子宫脱垂的疾病知识和预后，解除患者焦虑、苦闷的心理。

（二）日常护理

1. 保持外阴清洁、干燥

2. 指导患者进行肛提肌锻炼 每日做缩肛锻炼3次，每次5～10分钟。

3. 加强护理保健措施 避免长期超负荷体力劳动，加强营养，有效控制慢性咳嗽、便秘等增加腹压的因素。

（三）子宫托的使用

子宫托应每天早上放入阴道，睡前取出清洁后备用，避免放置过久压迫生殖道而导致糜烂、溃疡，甚至坏死而导致生殖道瘘。月经期及妊娠期停用。上托后，分别于第1、3、6个月时到医院检查，以后每3～4个月到医院检查1次。

（四）手术护理（见本章第一节）。

（五）健康指导

术后坚持肛提肌锻炼，使盆底组织张力逐渐恢复；**术后一般休息3个月；出院后1、3个月回医院复查**，医生确认完全恢复以后才能恢复性生活；**半年内避免重体力劳动。**

第十七章　不孕症妇女的护理

第一节　不孕症

【概述】

凡婚后未避孕、有正常性生活、同居1年而未妊娠者，称为不孕症。婚后从未妊娠者称原发不孕症；曾有过妊娠而后来未避孕连续1年或者以上不孕者称继发不孕症。

处理原则：找出不孕的原因，进行对症处理；必要的时候根据具体情况选择辅助生殖技术。

【护理】

一、护理评估

（一）健康史

1. 详细评估女性的月经史、婚育史，既往病史以及性生活和避孕情况，以往终止妊娠的经过及预后；评估男方健康状况，有无腮腺炎以及长期高温环境作业等影响生育的诱因存在。

2. **导致不孕常见的原因（表17－1）　女性不孕因素占60%；男性不育因素占30%；男女双方因素约占10%。**

表17－1　不孕症常见病因

分类	病因
女性不孕因素	①卵巢因素：卵巢功能紊乱、卵巢病变或者卵巢缺如导致不排卵；②输卵管因素是导致不孕最常见的原因，其中最常见的是输卵管炎症；③子宫因素：子宫发育不良、子宫内膜的病变、宫腔肿瘤等影响受精卵的着床；④阴道异常如先天性无阴道、阴道受损、阴道炎以及宫颈异常等，导致精子无法进入宫腔或者进入宫腔的精子数量减少，或者破坏阴道内的精子细胞
男性不育因素	①精液异常：无精、少精、死精或者精子活动力弱，形态异常；②输精管异常导致精子运送受阻；③性功能异常：外生殖器发育不良或阳痿致性交困难等；④抗精子抗体的产生以及性腺轴的调控异常
男女双方因素	①男女双方缺乏性生活的基本知识，不能进行正常的性生活；②精神因素：男女双方盼子心切，压力过大导致心理障碍导致不孕；③免疫因素：产生抗精子抗体和子宫内膜抗体

（二）身体状况

评估男女双方有无引起不孕的症状；全面体检有无全身性的疾病，以及注意第二性征的发育情况；妇科检查有无生殖系统的发育异常及病变，男性注意外生殖器的发育情况以及有无病变。

（三）心理社会状况

来自社会、家庭的压力，以及受经济负担、诊治过程的影响，给男女双方带来很多心理上的困扰，尤其是女性很容易产生自卑、抑郁、内疚甚至绝望。

（四）辅助检查

通过男女双方的全面检查找出不孕的原因，是诊断不孕症的关键。

1. 男方检查

（1）询问既往病史以及性生活的情况。

（2）检查外生殖器有无畸形或病变。

（3）精液检查：正常精液量为2～6ml，平均3ml；pH为7.5～7.8，在室温中放置30分钟内液化，精子密度（20～200）$\times 10^9$/L，精子活率>50%，正常形态精子占66%～88%。

2. 女方检查

（1）询问月经史、婚育史及既往史。

（2）妇科检查内外生殖器官的发育情况以及有无严重生殖系统炎症甚至肿瘤。

（3）女性不孕的特殊检查：①卵巢功能检查；②输卵管通畅试验；③性交后精子穿透力试验；④宫腔镜检查；⑤腹腔镜检查。

二、护理措施

（一）知识宣教

1. 讲解与生殖生育相关的一些知识。

2. 解释诊断性检查的必要性以及检查可能引起的不适；指导患者遵医嘱正确服药，掌握性知识，学会自测基础体温，监测排卵。

3. 教会妇女提高妊娠率的技巧　积极治疗原发病；保持心情愉悦，戒烟戒酒，注重营养；**选择排卵前2～3天至排卵后24小时内性交；性交前、中、后勿使用阴道润滑剂或进行阴道灌洗；不要在性交后立即上厕所，应该抬高臀部持续20～30分钟，以使精子进入宫颈。**

4. 向患者及配偶讲解人工辅助生殖技术的内容及方法。

（二）心理护理

1. 建立良好的护患关系。

2. 保护患者的隐私与自尊。

3. 取得患者配偶和家人的支持。

第二节　辅助生殖技术及护理

一、概述

辅助生殖技术也称为医学助孕，以治疗不孕夫妇达到生育的目的。包括人工授精、体外受精和胚胎移植、配子输卵管移植以及在这些技术上派生的各种新技术。

1. 人工授精（AI）**用器械将精液注入宫颈管内或宫腔内取代性交使女性妊娠的技术。**分为两类：丈夫精液人工授精（AIH）；供精者精液人工授精（AID）。

2. 体外授精与胚胎移植（IVF－ET）即试管婴儿。体外授精指从妇女体内取出卵子放入试管内培养一个阶段与精子受精后，发育成早期胚泡。胚胎移植指将胚泡移植到妇女宫腔内使其着床发育成胎儿的全过程。

3. 配子输卵管内移植（GIFT） 直接将卵母细胞和洗涤后的精子移植到输卵管壶腹部，受精发生在输卵管内的一种助孕技术，是继 IVF－ET 之后发展起来的比较成熟的助孕技术之一。

4. 配子宫腔内移植（GIUT） 将卵子和处理后的精子直接移植入子宫腔，使患者受孕的助孕方式。

二、常见并发症

1. **卵巢过度刺激综合征（OHSS） 接受促排卵药物治疗的患者中约 20%发生卵巢过度刺激综合征。**轻者多表现为：卵巢增大、腹胀；严重者腹胀进一步加重、大量腹水、胸腔积液，出现血液高凝状态甚至血栓栓塞形成、电解质紊乱、肝衰竭、肾衰竭甚至危及生命。

2. 多胎妊娠 与促排卵药物的应用以及多个胚胎移植有关。多胎明显增加母婴并发症及母儿的死亡率。

3. 自然流产 IVF－ET 的流产率可达 25%～30%。

4. 肿瘤 主要与诱导排卵有关：诱导排卵期间，患者长期受雌激素和孕激素刺激的影响可能诱导乳腺肿瘤以及一些其他激素依赖性肿瘤的发生；反复多次排卵可能诱导卵巢肿瘤的发生。

三、护理措施

1. 注意做好心理疏导，讲解相关内容及风险。注意保护好患者的隐私。

2. 遵医嘱用药，药物个体化，严密检测卵泡的发育，预防 OHSS。

3. 观察病情变化情况，注意识别继发于 OHSS 的严重并发症，如卵巢破裂或蒂扭转、肝、肾功能损害甚至衰竭等。

4. 对三胎及以上妊娠者，教育其在早期进行选择性胚胎减灭术，加强多胎妊娠产前检查的监护，要求患者提前住院待产，足月后尽早终止妊娠。

5. 健康教育 教育妇女采取各项预防措施预防自然流产：合理用药；避免多胎妊娠；充分补充黄体功能；移植前进行胚胎染色体分析，防止异常胚胎的种植；预防相关疾病等。

第十八章　计划生育与妇女保健

计划生育是为了有效地控制人口增长，提高人口素质，而采用科学的方法，有计划地生育子女。内容包括：晚婚、晚育、节育、优生优育。实行计划生育是我国的一项基本国策。

第一节　避孕方法及护理

避孕是指用科学的方法使妇女暂时不受孕。避孕原理是：①抑制排卵；②阻止精子与卵子结合；③改变宫腔内环境，使其不适于受精卵植入和发育；④对精子和胚胎起杀伤作用。避孕方法有：①药物避孕；②工具避孕；③其他方法避孕，如安全期避孕。

一、工具避孕

是利用工具防止精子和卵子结合或通过改变宫腔内环境达到避孕目的的方法。

（一）宫内节育器（IUD）

俗称避孕环，是一种放置在子宫腔内的避孕器具，可由金属、尼龙或硅胶制成。优点是相对安全、长效、简便、经济、可逆。是我国育龄妇女目前主要的避孕措施。

1. 节育器种类　分为惰性宫内节育器和带药或带铜的活性宫内节育器两大类。

2. 节育器放置术

（1）适应证：凡育龄妇女自愿要求放置且无禁忌证者。

（2）禁忌证：①急、慢性生殖道炎症；②生殖器官肿瘤；③月经紊乱；④子宫畸形；⑤宫颈口过松、重度陈旧性宫颈裂伤或子宫脱垂；⑥严重全身性疾病；⑦已妊娠者。

（3）放置时间：**①月经干净后3～7天（无性生活史）；②阴道分娩后3个月，剖宫产后半年；③人工流产后（出血少、宫腔长度小于10cm者），自然流产来一次月经后；④哺乳期排除妊娠者。⑤更换节育器者可在取出后立即放置，或待来过一次月经后再放置。**

（4）放置期限：金属环可放置15～20年，塑料环、含孕酮节育器需每年更换。

（5）术后健康指导：**①术后休息3天，1周内避免重体力劳动，2周内禁性生活及盆浴，**注意保持外阴清洁；②3个月内月经或大便时注意有无节育器脱落；③术后1个月、3个月、6个月、1年各复查一次，以后每年复查一次，复查应在月经干净后；④术后可有少量阴道出血及下腹不适，如出现腹痛、发热、出血量多于月经量或持续时间超过7天应随时就诊；⑤节育器放置期限已满应及时更换，以免影响避孕效果。

3. 节育器的副反应及护理

（1）出血：月经过多、经期延长或周期中点滴出血。嘱患者休息，用止血药、铁剂等对症治疗，仍无效，应更换节育器或采用其他避孕措施。

（2）腰酸、腹胀：注意休息，遵医嘱使用解痉药，无效者，更换节育器。

4. 放置节育器的并发症及护理

（1）感染：使用抗生素并取出节育器。

（2）节育器嵌顿或断裂：立即取出。

（3）子宫穿孔及节育器异位：立即将节育器取出并对症处理。

（4）节育器脱落：更换合适的节育器或改用其他避孕措施。

（5）带器妊娠：施行人工流产术并取出节育器。

5. 节育器取出术

（1）适应证：①放置后出现异常出血、腰痛等副反应经治疗无效者；②有并发症者，如带器妊娠、感染、节育器嵌顿或移位等；③改用其他避孕措施或绝育者；④符合计生政策计划再生育者；⑤节育器放置期限已满需要更换者；⑥绝经 1 年及以上者。

（2）取器时间：**①月经干净后 3～7 天**；②出血多者可随时取出；③带器妊娠者在人工流产时取出。

（3）术后健康指导：**术后休息 1 天，禁止性生活和盆浴 2 周。**

（二）阴茎套

为男性避孕工具，性生活时套在阴茎上，使精液排在套内而不进入宫腔，达到避孕目的，还能防止性病传播。

（三）阴道隔膜

二、药物避孕

1. 原理　①抑制排卵；②改变宫颈黏液性状，妨碍精子进入宫腔；③杀精子或改变精子功能；④改变子宫内膜形态与功能，干扰受精卵着床。

2. 适应证　育龄健康妇女。

3. 禁忌证　①严重心血管疾病者；②急、慢性肝炎和肾炎；③血液病、血栓性疾病；④内分泌疾病（甲亢、糖尿病等）；⑤恶性肿瘤、癌前期病变、子宫或乳房有肿块者；⑥哺乳期；⑦产后未满 6 个月或月经未来潮者；⑧月经稀少者或年龄＞45 岁、年龄＞35 岁的吸烟妇女；⑨用药后有偏头疼或持续头疼者；⑩精神病生活不能自理者。

4. 避孕药的种类　多为人工合成的雌、孕激素复合制剂。有短效口服避孕药、长效口服避孕药、长效避孕针、探亲避孕药、缓释避孕药（皮下埋植剂）、外用避孕药。

5. 药物副反应

（1）**类早孕反应：与雌激素刺激胃黏膜有关。**一般无需处理，数日后可自行减轻或消失；症状明显者可服用维生素 B_6、维生素 C 等。

（2）月经改变：可使月经变得规则、经期缩短、经量减少、痛经症状减轻或消失。可发生闭经、突破性出血。

（3）体重增加。

（4）色素沉着：颜面部皮肤可出现淡褐色色素沉着。

三、安全期避孕法（自然避孕法）

排卵前后 4～5 天内为易孕期，其他时间不易受孕，视为安全期。

第二节 终止妊娠方法及护理

一、早期妊娠终止方法及护理

（一）手术流产（俗称人工流产）

手术流产是指采用吸宫术或钳刮术终止妊娠的方法。手术流产一般宜在12周内进行，超过12周，由于子宫大而软，胎儿骨骼形成，往往使手术出血多，并发症多。

1. 适应证 因避孕失败要求终止妊娠者；各种疾病不宜妊娠者。**吸宫术适用于妊娠6～10周者，钳刮术适用于妊娠11～14周者。**

2. 禁忌证 ①各种疾病的急性期或严重的全身性疾病；②生殖器官急性炎症者；③妊娠剧吐酸中毒尚未纠正者；④术前相隔4小时测2次体温≥37.5℃者。

3. 护理措施

（1）术前准备：①心理护理；②术前排尿，备负压吸引器、人流包、宫缩剂等。

（2）术中配合：①关心体贴受术者；②严密观察受术者的一般情况。如出现心慌、胸闷、气促、恶心、呕吐、血压下降、心动过缓、面色苍白、出冷汗、头晕甚至晕厥、抽搐等征象，称为人工流产综合征。因扩张宫颈或负压吸引等刺激引起迷走神经兴奋所造成，也与精神紧张有关。一旦出现，立即给予阿托品0.5～1mg或山莨菪碱（654-2）10mg静脉注射等对症处理。

（3）术后护理：注意观察阴道流血和腹痛情况。

4. 健康指导 **①注意外阴清洁，1个月内禁止盆浴和性生活；②吸宫术后休息2周，钳刮术后休息2～4周，不做重体力劳动，增加营养；**③如有腹痛、阴道流血量多或持续流血超过10天者，应及时就诊。④注意避孕。

（二）药物流产

药物流产是指应用药物终止早期妊娠的方法。**适用于妊娠49天以内者，妊娠40天以内为最佳时间。**完全流产率达90%～95%。

1. 适应证 年龄40岁以下，B超确诊排除宫外孕，妊娠49天以内且要求行药物流产者。

2. 禁忌证 肝肾疾病、肾上腺疾病、糖尿病、青光眼、带器妊娠及过敏体质等。

3. 用药方法 **米非司酮25mg（1片），每天口服2次，连续服用3天，于第4天上午口服米索前列醇0.6mg（3片）。**服药前后2小时禁食。

4. 服药后的处理 密切注意腹痛、阴道流血及胎囊排出情况等。若流产失败，行吸宫或刮宫等处理。

二、中期妊娠终止方法及护理

妊娠13周至不足28周之间用人工方法终止妊娠为中期妊娠终止。妊娠13～14周者常用钳刮术，妊娠15～24周者常用引产术。

（一）依沙吖啶引产

依沙吖啶引产是指将依沙吖啶经腹壁注入羊膜腔内，致使胎儿中毒死亡，及诱发子宫收缩，将胎儿及附属物娩出的方法。成功率约为90%～100%，目前临床多用。

1. 适应证　①中期妊振要求终止而无禁忌证者；②因患各种疾病不宜继续妊娠者；③有致胎儿畸形的危险因素者。

2. 禁忌证　①各种急性感染性疾病、慢性疾病急性发作期及生殖器官炎症；②肝肾疾病、心脏病、高血压、血液病；③术前当日体温两次超过 37.5℃者，局部皮肤感染者。④对依沙吖啶过敏者；⑤前置胎盘；⑥剖宫产术或子宫肌瘤挖除术 2 年内。

3. 护理措施

（1）**术前 3 天禁止性生活，每天冲洗阴道 1 次。**

（2）注药过程中，注意受术者有无呼吸困难、发绀等症状，依沙吖啶用量勿超过 100mg。

（3）用药后定时测量生命体征，严密观察宫缩及产程进展情况，按正常分娩处理。一般于注入依沙吖啶 12～24 小时后出现宫缩，48 小时左右排出胎儿胎盘。

（4）产后即刻采取回奶措施。

（5）产后注意观察阴道流血、宫缩等，使用缩宫素。

（6）**产后 6 周内禁止性生活及盆浴，**保持会阴清洁，使用消毒会阴垫，有感染征象时应用抗生素。

（二）水囊引产

水囊引产是将水囊经阴道置于子宫壁与胎膜之间，引起子宫收缩，促使胎儿及附属物娩出的方法。

第三节　女性绝育方法及护理

绝育是指通过手术或药物的方法达到永久不生育。女性绝育的主要方法为输卵管绝育术，手术途径有经腹输卵管结扎术、经腹腔镜输卵管结扎术及经宫腔输卵管堵塞术。其中，**近端包埋法经腹输卵管结扎术目前最常用。**

一、经腹输卵管结扎术

1. 适应证　根据计生政策条例，符合绝育条件的育龄妇女。

2. 禁忌证　①各种疾病急性期；②手术部位皮肤有感染灶或患有急、慢性盆腔炎者；③ 全身情况不良不能胜任手术者，如心力衰竭、产后出血、血液病等。④患严重的神经官能症者；⑤24 小时内 2 次体温在 37.5℃或以上者。

3. 手术时间的选择　①**正常妇女绝育时间最好在月经干净后 3～4 天（无性生活史）；**②人工流产或取环术后，剖宫产或其他妇科手术的同时；③中孕引产或阴道分娩后 48 小时内；④哺乳期或闭经者应排除妊娠后。

4. 护理措施

（1）术前准备：①心理护理；②测量生命体征、问药物过敏史、做普鲁卡因皮试、备皮、嘱排空膀胱等。

（2）术后护理：①观察体温、脉搏、腹痛情况、伤口有无渗血及有无腹腔内出血征象；②**术后嘱卧床 4～6 小时，6 小时后督促排尿及下床活动；**③保持切口清洁干燥，遵医嘱给予抗生素预防感染；④**术后休息 3～4 周，1 个月内禁止性生活，1 个月后到医院复查。**

二、经腹腔镜输卵管绝育术

1. 适应证　同经腹输卵管结扎术。
2. 禁忌证　已有腹腔粘连及心肺功能不全者禁用，其他同经腹输卵管结扎术。

第四节　妇女保健

一、妇女保健工作的目的和意义

为了做好妇女各期保健、妇女常见病和多发病的普查普治、宣传和落实计划生育措施及进行卫生知识宣教等。

二、妇女病普查普治及劳动保护

1. 妇女病普查普治　有计划地进行卫生宣传教育，提高妇女健康水平。普查内容：生殖器及乳房的检查；阴道分泌物涂片找滴虫或念珠菌等；宫颈刮片等。

2. 妇女劳动保护　合理安排妇女劳动环境和劳动条件。尤其要注意经期、孕期、产期和哺乳期四期的劳动卫生，采取保护措施，如月经期不下冷水作业、孕期不做重体力劳动、产假制度、哺乳期不上夜班等。

第十九章　妇产科常用护理技术（略）

第二十章　妇产科常用诊疗手术患者的护理（略）

第二篇　护士执业资格考试模拟练习

护士执业资格考试模拟练习卷（一）

A_1型题

1. 下列哪项是雌激素的生理功能
   A. 使子宫肌肉松弛
   B. 使子宫内膜由增生期变为分泌期
   C. 降低子宫对催产素的敏感性
   D. 使排卵后体温升高
   E. 使阴道上皮增生、角化、成熟

2. 关于正常成人子宫下列哪项是**错**的
   A. 子宫位于骨盆中央，坐骨棘水平以下
   B. 子宫长为7～8cm
   C. 子宫重约50g
   D. 子宫腔容积约5ml
   E. 子宫腔呈上宽下窄的三角形

3. 妊娠期母体变化，下列哪项**不对**
   A. 妊娠32～34周血容量增加达到高峰
   B. 妊娠晚期易发生外阴及下肢静脉曲张
   C. 子宫峡部在妊娠后期形成子宫下段
   D. 妊娠末期孕妇血液处于低凝状态
   E. 妊娠后卵巢不排卵

4. 下列**不属于**孕激素生理作用的是
   A. 使子宫肌肉松弛
   B. 抑制输卵管蠕动
   C. 使乳腺腺泡增生
   D. 对下丘脑和腺垂体有负反馈作用
   E. 使排卵后体温下降0.3～0.5℃

5. 孕30周，骶左前位，胎心音的听诊部位应该在
   A. 脐下左侧
   B. 脐下右侧
   C. 脐上右侧
   D. 脐上左侧
   E. 脐周

6. 正常妊娠，心血管系统发生变化不会出现的是
   A. 心搏出量增加
   B. 心率加快
   C. 大血管扭曲
   D. 心尖部可闻及舒张期杂音
   E. 膈肌上抬，心脏变位

7. 正常分娩第二产程护理哪项**不妥**
   A. 勤听胎心
   B. 指导产妇正确使用腹压
   C. 经产妇宫口开大4～5cm时立即刷手
   D. 适时保护会阴
   E. 协助胎头内旋转

8. 关于四步触诊法下列哪项**不对**
   A. 前三步，检查者均面对孕妇的头部
   B. 第四步面向孕妇的足部
   C. 第二步触诊主要检查胎背四肢在何侧
   D. 第三步主要检查先露大小

E. 第四步主要了解先露入盆程度

9. 下列**不属于**产褥期生理的是
A. 分娩后 2～3 天乳汁开始分泌
B. 产后 24 小时体温 38.5℃
C. 产后脉搏 60～70 次/分
D. 子宫体 6～8 周恢复到正常大小
E. 产褥期白细胞 15×10^9/L

10. 正常分娩机转，俯屈是胎头遇到阻力以枕额径转为
A. 双顶径
B. 枕颏径
C. 枕下前囟径
D. 双肩径
E. 双颞径

11. 羊水过多是指妊娠期羊水量超过
A. 1000 ml
B. 2000ml
C. 3000 ml
D. 4000 ml
E. 5000 ml

12. 我国采用的围生期的概念为
A. 自胚胎形成至产后 1 周
B. 自孕满 20 周至产后 1 周
C. 自孕满 20 周至产后 4 周
D. 自孕满 28 周至产后 1 周
E. 自孕满 28 周至产后 4 周

13. 胎儿娩出后胎盘多长时间尚未娩出者，称为胎盘滞留
A. 15 min
B. 20 min
C. 30 min
D. 1 min
E. 2 min

14. 妊娠合并心脏病患者，下列哪项护理是**错误**的
A. 每日至少睡眠 10h
B. 给予低盐易消化无刺激饮食
C. 便秘者给予灌肠
D. 心功能三级以上者记录出入液量
E. 防止受凉

15. 下列有关妇科检查准备和注意事项**不妥**的是
A. 检查时应认真、仔细
B. 防止交叉感染
C. 男医生进行妇科检查，必须有女医务人员在场
D. 检查前应导尿
E. 未婚妇女做外阴视诊和肛腹诊

16. 产褥感染最常见的病变是
A. 急性输卵管炎
B. 急性子宫内膜炎
C. 急性盆腔结缔组织炎
D. 盆腔腹膜炎
E. 血栓性下肢静脉炎

17. 下列关于子宫肌瘤的说法正确的是
A. 是妇科最常见的恶性肿瘤
B. 多发生于绝经期妇女
C. 肌壁间肌瘤少见
D. 黏膜下肌瘤多见
E. 黏膜下肌瘤易发生月经过多

18. 外阴阴道假丝酵母菌病的白带特点是
A. 豆渣样
B. 血性白带
C. 脓性白带
D. 泡沫状
E. 黄色水样

19. 短效口服避孕药口服第一片的时间是
A. 月经来潮的第 3 天
B. 月经来潮的第 5 天

C. 月经来潮的第 10 天
D. 月经来潮的第 14 天
E. 月经来潮的第 21 天

20. 无排卵型功血下述哪项正确
A. 常见于育龄妇女
B. 基础体温双相
C. 月经周期无一定规律性
D. 经期延长，淋漓不断
E. 经量少

A_2型题

21. 王女士，30 岁，人工流产后，月经周期 28～30 天，经期 8～12 天，经量不定。根据临床表现，首先考虑
A. 正常月经
B. 无排卵型功血
C. 黄体萎缩不全
D. 黄体发育不全
E. 子宫内膜慢性炎症

22. 张女士，身体矮小，匀称，骨盆测量数据如下：髂棘间径 22cm，髂嵴间径 24cm，骶耻外径 17cm，出口横径 7.5cm，对角径 11.5cm，此孕妇骨盆为
A. 扁平骨盆
B. 畸形骨盆
C. 漏斗骨盆
D. 横径狭小骨盆
E. 均小骨盆

23. 夏女士，孕 50 天，在“妇儿卫生保健咨询日”向护士咨询，孕期哪段时间应禁止性生活，正确回答是在妊娠
A. 2 个月内及最后 1 个月
B. 2 个月内及最后 2 个月
C. 3 个月内及最后半个月
D. 3 个月内及最后 1 个月
E. 3 个月内及最后 2 个月

24. 刘女士，27 岁，宫颈黏液分泌减少，而且变得稠厚，此种变化受哪种激素影响
A. HCG
B. 泌乳素
C. 雌激素
D. 孕激素
E. 雄激素

25. 王女士，初产妇，孕 35 周，四步触诊结果，于子宫底部触到坚而硬的胎头，在耻骨联合上方触到较软而宽不规则的胎臀，胎背位于母体腹部右前方，胎心音于脐上右侧听到。该孕妇胎方位为
A. 骶左前
B. 骶右前
C. 骶左后
D. 骶右后
E. 骶左横

26. 刘女士，末次月经日期记不清，检查时子宫底在脐上一横指，胎心音正常。估计妊娠为
A. 16 周末
B. 20 周末
C. 24 周末
D. 28 周末
E. 32 周末

27. 周女士，足月临产入院。检查：宫口已开大 6cm，枕右前位，胎心正常，其他无异常。以下护理措施中**错误**的是
A. 卧床休息
B. 鼓励进食
C. 外阴清洁，备皮
D. 不能自解小便者给予导尿
E. 给予温肥皂水灌肠

28. 汪女士，妊娠 28 周，产前检查均正常，咨询胎儿监护最简单的方法是
A. 胎心听诊

B. 自我胎动计数
C. 测宫高、腹围
D. B 超
E. 电子胎心监护

29. 张女士，进行产前检查，关于检查胎位四步触诊法的描述，下列哪项是**错误**的
A. 用以了解子宫的大小、胎先露、胎方位
B. 第一步是双手置于子宫底部，了解宫底高度，并判断是胎头还是胎臀
C. 第二步是双手分别置于腹部两侧，辨别胎背方向
D. 第三步，双手置于耻骨联合上方，弄清先露部为头还是臀
E. 第四步，双手插入骨盆入口，进一步检查先露部，并确定入盆程度

30. 谢女士，26 岁，妊娠 40 周，规律宫缩 8 小时，宫口开大 3 指，胎心 136 次/分，宫缩每 3～4 分一次，每次持续 30 秒，产妇精神非常紧张不断叫嚷"活不成了。"该产妇首先的护理是
A. 严密观察产程
B. 按时听胎心
C. 做好心理调适
D. 按时做肛查
E. 鼓励进食

31. 初产妇刘女士，孕 39 周住院待产，检查：规律宫缩，枕左前位，胎心音 146 次/分，宫口开大 3cm，在产程护理措施中**错误**的是
A. 指导合理进食
B. 休息时取左侧卧位
C. 宫缩时嘱正确用腹压
D. 每隔 1～2 小时听一次胎心
E. 鼓励 2～4 小时排尿一次

32. 王女士，第 2 胎，孕 40 周，第 1 胎因前置胎盘行剖宫产术，检查宫口开大 2cm，胎位为枕左前位，胎心 132 次/分，制订的护理措施中哪项是**错误**的
A. 剃毛（备皮）
B. 灌肠
C. 鼓励少量多次进食
D. 严密观察产程
E. 勤听胎心音

33. 罗女士，第 1 胎，妊娠 39 周来院检查，医生告知临产先兆，收住院。最可靠的依据是
A. 宫缩强度增加
B. 胎儿下降感
C. 见红
D. 上腹部舒适感
E. 尿频

34. 产妇孙女士，自然分娩。产后 2 小时观察内容**不包括**
A. 血压及脉搏
B. 子宫收缩情况
C. 阴道流血量
D. 乳汁分泌情况
E. 膀胱充盈情况

35. 初产妇周女士，剖宫产，产后乳汁少。以下鼓励母乳喂养措施中哪项**不正确**
A. 母婴同室
B. 多进营养丰富的汤汁
C. 两次哺乳间给予婴儿加少量糖水
D. 增加哺乳次数
E. 精神愉快，睡眠充足

36. 杨女士，G2P0，孕 35 周，前次分娩因急产胎儿坠地后死亡。下列处理要点哪项**不正确**
A. 必要时提前住院待产
B. 卧床休息时最好左侧卧位
C. 临产后静点缩宫素，加强宫缩

D. 新生儿按医嘱给止血剂
E. 产后应观察出血量

37. 初产妇谢女士，顺产，产后第 14 天，子宫复旧情况哪项**不正常**
A. 耻骨联合上方可触及宫底
B. 白色恶露
C. 宫颈内口关闭
D. 宫颈外口呈“一”型
E. 子宫内膜尚未充分修复

38. 李女士接受产褥期保健知识宣教后，向护士复述的内容中，**错误**的是
A. 饮食营养丰富、易消化
B. 产后 10 小时内排尿
C. 产后 24 小时下床活动
D. 经常擦浴，勤换衣裤
E. 卧室清洁，注意通风

39. 王女士，孕 38 周，血压 150/110 mmHg，突感剧烈腹痛伴有少量阴道流血。检查：子宫大于妊娠周数，硬如木板、有压痛。胎心 90 次/分，胎位不清，最大可能是
A. 早产
B. 临产
C. 前置胎盘
D. 胎盘早剥
E. 不完全性子宫破裂

40. 汪女士，25 岁，妊娠 39 岁，于2：30am 正常分娩。6：40am 患者主诉下腹胀、痛。视诊：下腹膀胱区隆起；叩诊：耻骨联合上浊音。患者存在的问题是
A. 分娩后疼痛
B. 体液过多
C. 排尿异常
D. 尿潴留
E. 有子宫内膜感染的可能

41. 周女士，孕 1 产 0，孕 37 周，诊断“轻度子痫前期”住院治疗。自诉因担心药物影响胎儿发育成长，不愿接受药物治疗，但又怕不服药会使病情加重威胁胎儿的安全，心情矛盾。在护理中，首先应是
A. 测量血压 2～4 次/天
B. 安静地休息
C. 观察症状
D. 心理护理
E. 观察并发症

42. 孕妇冯女士，由于妊高征应用硫酸镁治疗，在治疗过程中出现膝反射消失，呼吸浅而慢，每分钟 10 次，此患者除立即停药外应给下述哪种药
A. 5％葡萄糖液静脉滴注
B. 肌注山莨菪碱
C. 静注 50％葡萄糖液
D. 静注 10％葡萄糖酸钙
E. 静注低分子右旋糖酐

43. 钟女士停经 58 天后，阴道流血 3 天，血量增多 1 天，伴腹痛下坠，妇检子宫增大如孕 50 天大小，软，宫口开一指，尿妊娠试验阳性应首先考虑
A. 先兆流产
B. 难免流产
C. 不完全流产
D. 过期流产
E. 葡萄胎

44. 李女士娩一女婴，身长 35cm，体重 1000g，皮下脂肪少，头发、指甲已长出，新生儿娩出后能啼哭、吞咽，但存活能力很差。估计该新生儿娩出时孕周为
A. 8 周
B. 16 周
C. 20 周

D. 28 周
E. 40 周

45. 严女士因“胎膜早破”入院。检查：头先露，未入盆，其余正常，**错误**的护理措施是
A. 绝对卧床休息，禁灌肠
B. 休息时取半卧位
C. 严密观察胎心音
D. 严密观察流出羊水的性状
E. 指导孕妇自测胎动

46. 张女士，30 岁，停经 50 天，阴道流血 1 天，血量多于月经，鲜红色，伴有下腹部坠痛。内诊子宫增大如孕 50 天大小。宫颈内口可容 1 指，阴道有活动性出血，妊娠试验（+），此妇女诊断最大可能性是
A. 宫外孕
B. 先兆流产
C. 过期流产
D. 感染性流产
E. 难免流产

47. 产妇刘女士，产后 6 天发热 40℃，恶露多而混浊，有臭味，子宫复旧不佳，有压痛。下述哪项护理**不妥**
A. 半卧位
B. 床边隔离
C. 物理降温
D. 抗感染治疗
E. 坐浴 1～2 次/天

48. 王女士，第 1 胎，足月顺产，当胎儿娩出后，即阴道出血约为 500ml，血液呈鲜红色很快凝成血块，此时胎盘尚未娩出，根据上述情况，考虑出血原因的最大可能是
A. 宫缩乏力
B. 软产道损伤
C. 胎盘滞留
D. 胎盘残留
E. 凝血功能障碍

49. 毕女士，会阴左侧切开分娩，产后第 4 天，伤口红肿、疼痛、流脓。**错误**的处理是
A. 嘱右侧卧
B. 拆线引流
C. 会阴擦洗
D. 坐浴
E. 红外线照射

50. 张女士，第 1 胎，足月顺产，阴道分娩，会阴Ⅰ度裂伤。产后 2 天裂伤缝合处水肿明显，会阴护理措施中哪项是**错误**的
A. 1∶2 000 苯扎溴铵冲洗会阴
B. 放置消毒会阴垫
C. 50%硫酸镁湿敷伤口
D. 1/5000 高锰酸钾坐浴，2 次/天
E. 取伤口对侧卧位

51. 刘女士流产 2 次，无早产史，足月产 1 次，现有 1 女，其生育史可简写为
A. 1－0－2－1
B. 1－2－0－1
C. 2－0－1－1
D. 1－1－0－2
E. 0－1－2－1

52. 叶女士，36 岁，阴道分泌物增多已半年，近来出现血性白带，检查宫颈重度糜烂，触之易出血，子宫正常大小，附件（－），为排除宫颈癌，首先做下述何项检查
A. 阴道分泌物悬滴检查
B. 宫颈活检
C. 宫颈碘试验
D. 宫颈刮片细胞学检查

E. 宫腔镜检查

53. 刘女士，65 岁，近半个月来阴道流黄水样分泌物，有时带血，经检查排除恶性肿瘤，下列哪种可能性大
A. 滴虫性阴道炎
B. 老年性阴道炎
C. 慢性宫颈炎
D. 宫颈息肉
E. 子宫内膜炎

54. 李女士，50 岁，白带增多，偶有接触性出血，检查结果为宫颈重度糜烂。以下治疗护理措施哪项**错误**
A. 首先做宫颈刮片细胞学检查
B. 物理治疗效果好
C. 月经干净后 15 天可做电熨、激光治疗
D. 理疗、中西药及手术综合治疗
E. 术后 2 个月避免盆浴、性生活

55. 周女士，患滴虫性阴道炎，准备用自助冲洗器灌洗阴道，护士应告知她冲洗的醋酸溶液浓度为
A. 0.5%
B. 1%
C. 2%
D. 3%
E. 4%

56. 王女士，经检查发现宫颈糜烂面占宫颈面积的 2/3，最有效的治疗方法是
A. 物理治疗
B. 宫颈切除
C. 口服抗生素
D. 局部用消炎药
E. 阴道灌洗

57. 张女士，36 岁，近几天感到外阴瘙痒，白带增多，呈稀薄状且有腥臭味，应建议她到医院做
A. 阴道分泌物悬滴检查
B. 子宫颈刮片
C. 子宫颈管涂片
D. 阴道侧壁涂片
E. 阴道窥器检查

58. 杨女士诉说在单位妇科普查时确诊“子宫颈Ⅱ度糜烂”，护士应告知她疗效较好、疗程最短的治疗方法是
A. 宫颈上药
B. 阴道冲洗
C. 物理疗法
D. 手术治疗
E. 局部用硝酸银

59. 王女士，50 岁，不规则阴道流血、流液半年。检查：宫颈为菜花样组织，子宫体大小正常，活动差，考虑为宫颈癌，应做哪项检查
A. 宫颈刮片细胞学检查
B. 阴道镜检查
C. 分段诊刮
D. 宫颈和颈管活组织检查
E. 碘试验

60. 张女士，近年来月经量多。经期长，白带增多，感头晕，乏力，腰背酸痛，疑为黏膜下肌瘤，最主要的依据应当是
A. 月经改变
B. 贫血
C. 腰背酸痛
D. 窥器检查宫口有瘤体
E. 白带增多

61. 罗女士，58 岁，已绝经 8 年，因不规则出血来院检查诊断为子宫内膜癌，下述哪项不是该病特点
A. 生长缓慢
B. 转移较晚
C. 绝经后妇女多见

D. 疼痛出现较早
E. 5 年存活率较高

62. 何女士，31 岁，已婚，月经正常，妇科普查发现：子宫大小正常，右侧附件扪及一拳头大小表面光滑、活动的囊性包块，最大的可能是
A. 恶性卵巢肿瘤
B. 良性卵巢肿瘤
C. 子宫肌瘤
D. 黄素囊肿
E. 早期妊娠

63. 叶女士，23 岁，停经 56 天近 1 周有不规则阴道出血。检查子宫底脐下三指，质软，HCG 阳性。B 超见密集雪花样亮点。最可能的诊断是
A. 双胎
B. 羊水过多
C. 葡萄胎
D. 妊娠合并肌瘤
E. 流产

64. 周女士，29 岁，葡萄胎清宫术后出院，嘱其随访内容中哪项**不对**
A. 定期测 HCG
B. 妇科检查
C. X 线胸片检查
D. 有无咳嗽、咯血及阴道流血
E. 避孕宜用宫内节育器

65. 李女士，49 岁，孕 3 产 1，主诉腰骶部酸痛，有下坠感。妇科检查：患者平卧向下屏气用力，发现宫颈外口在处女膜缘，可回纳，诊断其子宫脱垂为
A. Ⅰ度轻型
B. Ⅰ度重型
C. Ⅱ度轻型
D. Ⅱ度重型
E. Ⅲ度

66. 李女士，49 岁，自诉近年月经周期不定，行经 2～3 天干净，量极少，自感阵发性潮热、心悸、出汗，时有眩晕，妇科检查：子宫稍小，余无特殊。护士应向其宣教哪方面的知识
A. 无排卵型功血
B. 更年期综合征
C. 黄体萎缩延迟
D. 黄体发育不全
E. 神经衰弱

67. 罗女士剖宫产术后护理中，下列哪项**不对**
A. 术后平卧，次日改半卧位
B. 术后 12 小时内密切注意阴道流血情况
C. 术后可立即拔出留置导尿管
D. 保持外阴清洁
E. 术后 2～3 天，可坐起

68. 吴女士经腹子宫全切术前准备，下述哪项是**不必要**的
A. 做好心理护理
B. 观察生命体征
C. 术前 3 天进无渣饮食
D. 术前 3 天每日阴道冲洗一次
E. 手术日按时给术前用药

69. 王女士急诊入院，查：面色苍白，急性失血性病容，血压 80/50 mmHg，腹部有明显压痛及反跳痛，叩诊有明显移动性浊音，初步诊断为异位妊娠，准备做剖腹探查根据患者情况，术前护理哪项**不妥**
A. 立即将患者取半卧位
B. 立即给氧吸入并保暖
C. 迅速输液
D. 做好输血准备
E. 按腹部手术常规做好准备

70. 王女士因“子宫肌瘤”拟行经腹全子宫

切除手术，腹部手术备皮范围正确的是
A. 上自脐下，两侧至腋中线，下至阴阜
B. 上自脐下，两侧至腋中线，下至阴阜及大腿上 1/3
C. 上自剑突下，两侧至腋中线，下至阴阜
D. 上自剑突下，两侧至腋中线，下至大腿上 1/3
E. 上自剑突下，两侧至腋中线，下至阴阜及大腿上 1/3

71. 李女士 45 岁患子宫肌瘤拟行经腹全子宫切除手术，术前 3 天应做的护理准备是
A. 皮肤准备
B. 阴道准备
C. 进少量软食
D. 清洁灌肠
E. 留置导尿管

72. 陈女士，因子宫破裂，胎儿死亡，行子宫切除术。术后制订心理调适的护理措施，哪项**不妥**
A. 允许产妇诉说内心感受
B. 适当时候向产妇解释胎儿死亡原因
C. 安排与哺乳产妇同住一室
D. 鼓励家属多陪伴产妇
E. 观察产妇的情绪变化

73. 张女士产后 2 个月，哺乳期其避孕方法应首选
A. 宫内节育器
D. 口服避孕药
C. 阴茎套
D. 安全期避孕
E. 闭经可不避孕

74. 吴女士产后 3 个月，哺乳，未转经，要求避孕。妇检：宫颈光滑，子宫正常大小，无压痛两侧附件阴性。不宜选用的方法是
A. 宫内节育器
B. 口服避孕药
C. 阴茎套
D. 安全期避孕
E. 避孕药膏

75. 何女士，46 岁，近来月经紊乱，咨询避孕措施，应指导其选用
A. 口服避孕药
B. 注射避孕针
C. 安全期避孕
D. 阴茎套
E. 宫内节育器

76. 组织护理专业毕业实习学生到附近小学，给高年级女学生讲授饮食营养知识，属妇女保健工作中的哪项
A. 妇女各期保健
B. 计划生育
C. 卫生宣教
D. 常见病普查
E. 资料积累

77. 刘女士临产 4 小时，宫缩 25～35 秒，间隔 4～5 分钟，胎心 140 次/分，先露浮，突然阴道流水，清，宫口开 1 指，下列哪项处理**不当**
A. 立即听胎心
B. 记录破膜时间
C. 鼓励产妇在宫缩时，运用腹压加速产程进展
D. 超过 12 小时尚未分娩，加用抗生素
E. 卧床，抬高臀部

78. 初产妇谢女士，孕 39 周，食欲正常，昨晚 8 时起有腹部阵痛，一夜未睡，今晨就诊，精神疲乏，宫缩 10～20 秒，间隔 10～35 分钟，宫缩强度弱，肛查

先露头，未入盆，宫口开 1 指尖，前羊膜囊不明显，骨盆测量无异常，最恰当的处理是
A. 肥皂水灌肠
B. 催产素，静脉滴注
C. 人工破膜
D. 哌替啶（杜冷丁）100mg 肌注
E. 补液支持疗法

79. 杨女士，32 岁。孕 40 周，妊娠合并子宫肌瘤，阴道分娩，胎盘娩出后阴道出血量多，暗红色，检查：宫底高，子宫软，产道无裂伤，血自宫腔流出，有血块，检查胎盘完整，血压 110/90mmHg。最可能诊断为
A. 子宫收缩乏力
B. 凝血功能障碍
C. 胎盘残留
D. 产道损伤
E. 胎盘粘连

80. 产妇王女士，产后 8 小时，仍不能自行排尿，宫底脐上，宫底下方扪及囊性包块，表明有尿潴留。下列处理哪项不妥
A. 帮助其下床排尿
B. 用温水冲洗会阴部
C. 让产妇听流水声
D. 肌内注射新斯的明 0.5mg
E. 首先导尿

A_3/A_4 型题

（81～84 题共用题干）

初产妇张女士 30 岁，妊娠 38 周，侧切自然分娩一健康男婴，胎盘正常娩出。产后 1 小时发现产妇面色苍白，出冷汗，阴道流血量较多，主诉头晕、心慌和口渴。血压 90/50mmHg，脉搏 120 次/分，既往血小板减少症，无高血压及低血压，无贫血史。

81. 最有可能的诊断为
A. 产后出血
B. 胎膜早破
C. 贫血
D. 先兆子宫破裂
E. 羊水栓塞

82. 导致该种疾病最可能的诱发因素是
A. 低血压
B. 贫血
C. 阴道裂伤
D. 血小板减少症
E. 妊娠期高血压疾病

83. 该种疾病常常发生于
A. 分娩过程中
B. 产后 1 小时内
C. 产后 2 小时内
D. 产后 4 小时内
E. 产后 24 小时内

84. 对于该病例处理错误的是
A. 抑制子宫收缩
B. 止血
C. 补充血容量
D. 纠正休克
E. 防治感染

（85～90 题共用题干）

初产妇刘女士，28 岁。足月妊娠临产，2 小时前肛查宫口开 4cm，现肛查宫口仍开 4cm，检查：宫缩 7～8 分钟一次，持续时间 30 秒，胎膜未破，余无异常。

85. 从产程图上可看出，该产妇存在的问题是
A. 潜伏期延长
B. 活跃期延长
C. 活跃期停滞
D. 第二产程延长
E. 第二产程停滞

86. 出现了问题，正确的处理措施是
A. 静脉滴注催产素

B. 人工破膜
C. 会阴侧切
D. 给予镇静剂
E. 产钳助产

87. 若进行人工破膜，应在何时进行
A. 宫缩时
B. 孕妇屏气时
C. 宫缩间歇时
D. 孕妇深呼吸时
E. 孕妇喊叫时

88. 人工破膜后最重要的观察点是
A. 胎心的变化
B. 面色
C. 体温
D. 脉搏
E. 血压

89. 破膜 1 小时后需观察的重点是
A. 面色
B. 体温
C. 脉搏
D. 血压
E. 宫缩

90. 破膜 1 小时后观察到宫缩仍为 7～8 分钟一次，持续时间 30 秒，应采取的措施是
A. 静脉滴注催产素
B. 嘱孕妇向下用力
C. 会阴侧切
D. 给予镇静剂
E. 产钳助产

（91～92 题共用题干）

患者周女士，28 岁。已婚，未生育。现停经 50 天，有少量阴道流血，无早孕反应。妇科检查：宫口闭，软，双附件（一）

91. 该病例最简单的辅助检查方法是
A. B 超
B. 尿妊娠试验
C. 阴道镜检查
D. 阴道后穹窿穿刺
E. 腹腔镜检查

92. 最可能的诊断是
A. 先兆流产
B. 过期流产
C. 不全流产
D. 难免流产
E. 习惯性流产

（93～95 题共用题干）

患者王女士，38 岁，孕 2 产 1，2 年前产钳分娩，长时间站立、下蹲后腰背酸痛有下坠感，清洗外阴可及一肿物。妇科检查：可看见宫颈已脱出阴道口，宫体仍在阴道内。

93. 诊断为子宫脱垂几度
A. Ⅰ度轻型
B. Ⅰ度重型
C. Ⅱ度轻型
D. Ⅱ度重型
E. Ⅲ度

94. 术后患者适宜的卧位为
A. 半坐位
B. 截石位
C. 平卧位
D. 侧卧位
E. 俯卧位

95. 护士指导患者盆底肌肉组织锻炼的方法为
A. 下肢运动
B. 收缩肛门的运动
C. 仰卧起坐
D. 俯卧撑
E. 上肢运动

（96～100 题共用题干）

产妇刘女士，妊娠 38 周，产前合并有轻度妊娠期高血压疾病，产后阴道持续出血，胎儿娩出后 24 小时出血量达 600ml，检查子宫软，按摩后子宫变硬，阴道流血减少，该产妇诊断为产后出血。

96. 该产妇产后出血的最可能原因是
A. 子宫收缩乏力
B. 胎盘残留
C. 软产道裂伤
D. 凝血功能障碍
E. 胎膜残留

97. 该产妇给药首选
A. 麦角新碱
B. 硫酸镁
C. 酚磺乙胺
D. 维生素 K
E. 缩宫素

98. 用药时注意观察的是
A. 体温
B. 呼吸
C. 尿量
D. 膝腱反射
E. 宫底高度

99. 若产妇次日又出血约 200ml，下列哪项措施**不是**必须实施的
A. 按摩子宫
B. 应用宫缩剂
C. 输血
D. 抗感染
E. 取血查血常规

100. 该产妇最不可能出现的护理问题是
A. 有组织灌注量改变的危险
B. 有感染的危险
C. 有受伤的危险
D. 皮肤完整性受损
E. 疲乏

护士执业资格考试模拟练习卷（二）

一、专业实务

A_1 型题

1. 外阴局部受伤易形成血肿的部位是
A. 阴阜
B. 小阴唇
C. 大阴唇
D. 阴蒂
E. 阴道前庭

2. 女性每次月经来潮后，子宫内膜的增生来自
A. 黏膜层
B. 肌层
C. 浆膜层
D. 基底层
E. 功能层

3. 下列何项**不属于**生殖器官的邻近器官
A. 膀胱
B. 尿道
C. 输尿管
D. 结肠
E. 直肠

4. 间接保持子宫前倾位置的韧带是
A. 圆韧带
B. 骨盆漏斗韧带
C. 主韧带
D. 宫骶韧带

E. 阔韧带

5. 女性青春期开始的重要标志是
A. 音调度高
B. 乳房丰满
C. 皮下脂肪增多
D. 阴毛、腋毛生成
E. 月经初潮

6. 临产后的主要产力是下列哪项
A. 腹肌收缩力
B. 膈肌收缩力
C. 子宫收缩力
D. 骨骼肌收缩力
E. 肛提肌收缩力

7. 除哪项外均是临产后子宫收缩的特点
A. 节律性
B. 极性
C. 对称性
D. 缩复性
E. 不规律性

8. 临产后肛门检查了解胎头下降程度，最常用做标记的是
A. 骶岬
B. 坐骨棘
C. 坐骨结节
D. 耻骨联合后面
E. 以上都不对

9. 产妇进入第二产程的重要标志是
A. 有排便感
B. 规律性宫缩
C. 胎膜破裂
D. 胎先露下降
E. 宫口开全

10. 产后出血最常见的原因是
A. 软产道裂伤
B. 胎盘剥离不全
C. 宫缩乏力
D. 凝血机制障碍
E. 滞产

11. 最常见的功血是
A. 黄体功能不全
B. 子宫内膜脱落不全
C. 排卵期出血
D. 排卵型月经过多
E. 无排卵型功血

12. 慢性子宫颈炎病理变化中，最常见的是
A. 子宫颈糜烂
B. 子宫颈息肉
C. 子宫颈肥大
D. 子宫颈腺体囊肿
E. 子宫颈管炎

13. 闭经的病因，最常见的是
A. 子宫性闭经
B. 卵巢性闭经
C. 垂体性闭经
D. 下丘脑性闭经
E. 其他原因

14. 子宫肌瘤发病可能的相关因素是
A. 早婚早育，性生活紊乱
B. 高血压，糖尿病，肥胖
C. 体内雌激素水平过高
D. 饮食环境
E. 环境因素

15. 阴道及宫颈细胞学检查的禁忌证是
A. 异常闭经
B. 宫颈炎症
C. 宫颈癌筛选
D. 宫腔占位病变
E. 月经期

16. 胎盘早期剥离的主要病理变化是
A. 壁蜕膜出血
B. 底蜕膜出血
C. 包蜕膜出血
D. 真蜕膜出血
E. 羊膜腔出血

17. 反映妊娠高血压疾病严重程度的是
A. 凝血功能变化程度
B. 肝功能变化程度
C. 肾功能变化程度
D. 胎盘功能变化程度
E. 视网膜小动脉痉挛程度

18. 下列哪种情况是早产最常见原因
A. 胎膜早破、胎膜炎
B. 妊娠合并中度贫血
C. 前置胎盘
D. 子宫畸形
E. 酗酒

19. 异位妊娠最常见的病因是
A. 输卵管结扎术后再通
B. 孕卵的游走
C. 慢性输卵管炎
D. 宫内节育器
E. 输卵管发育不良

20. 异位妊娠患者就诊的主要症状是
A. 停经
B. 晕厥
C. 腹痛
D. 阴道流血
E. 有便意感

A_2型题

21. 李某，G1P1，剖宫产后 42 天医院产后复查，妇检见宫颈外口形状为
A. 圆形
B. 椭圆形
C. 横裂状
D. 纵裂状
E. 不规则形

22. 患者，48 岁，一年前出现月经紊乱，近两个月不时出现面部潮红、心慌、易激动，该患者目前处于女性一生中的
A. 青春期
B. 生育期
C. 性成熟期
D. 围绝经期
E. 老年期

23. 产妇孙女士，自然分娩，产后 2 小时观察内容**不包括**
A. 血压及脉搏
B. 子宫收缩情况
C. 阴道流血量
D. 乳汁分泌情况
E. 膀胱充盈情况

24. 某产妇，分娩后 7 日，浆液性恶露，量少，发现侧切伤口局部有硬结，对于该伤口，正确的护理措施是
A. 每日观察恶露的性状
B. 每日观察宫缩情况
C. 分娩后 7～10 天给予温水坐浴
D. 勤换会阴垫
E. 硫酸镁湿热敷

25. 王女士，28 岁，孕 2 产 1，会阴侧切阴道分娩后第 2 天，主诉伤口肿胀、疼痛。查体见伤口红肿、无脓性分泌物、无渗血。应指导采取哪种体位最恰当
A. 平卧位
B. 俯卧位
C. 半坐卧位
D. 伤口侧卧位
E. 健侧卧位

26. 王女士，28 岁，孕 3 产 0，停经 49 天，担心流产。护士的健康指导是
A. 加强锻炼身体，增强体质
B. 多与人交流、沟通学习他人经验
C. 告知不会发生习惯性流产，减少孕妇心理负担
D. 及时应用抗生素预防感染
E. 妊娠前 3 个月内及最后 3 个月禁止性生活

27. 妊娠 12 周，阵发性腹痛及大量阴道流血，并有失血性休克，应首先考虑
A. 感染性流产
B. 难免流产
C. 不全流产
D. 前置胎盘
E. 异位妊娠

28. 陈某，32 岁，妊娠 32 周阴道大流血，休克，疑为前置胎盘，以下检查最恰当的是
A. 肛诊
B. 阴道检查
C. 阴道窥器检查
D. B 超检查
E. X 线检查

29. 妊娠 32 周，产前检查 B 超提示孕妇羊水过多，胎儿未见畸形，孕妇咨询门诊护士关于羊水过多的问题**不妥**的是
A. 指羊水量超过 2000ml
B. 急性羊水过多，多发生在妊娠 20～24 周
C. 一次放羊水量不超过 1500 毫升
D. 慢性羊水过多，多发生在妊娠 28～32 周
E. 症状较轻可继续妊娠，注意休息，不必低盐饮食

30. 某女，34 岁，孕 2 产 0，妊娠 7 周，因性生活后，出现阵发性腹痛，诊为“先兆流产”。导致此次流产的原因属于
A. 胎儿染色体异常
B. 生殖器官异常
C. 内分泌失调
D. 不良刺激引起
E. 维生素缺乏

31. 新生儿窒息复苏，最根本的步骤是
A. 清理呼吸道
B. 建立呼吸
C. 保暖
D. 维持正常循环
E. 药物治疗

32. 作为护士，下列有关月经期的卫生保健，你认为**错误**的是
A. 应保持外阴清洁
B. 每日阴道冲洗 1 次
C. 经期可照常工作
D. 避免寒冷刺激
E. 使用消毒合格的卫生巾

33. 一产妇因子宫收缩乏力引起产后出血，其首要的处理措施是
A. 静脉滴注缩宫素
B. 按摩子宫同时给予缩宫素
C. 宫腔填塞纱布条
D. 结扎子宫动脉
E. 切除子宫

34. 临床上常用“黄体酮”保胎，其用药原理是运用了孕激素功能中的
A. 使子宫内膜由增殖期转为分泌期
B. 使宫颈闭合，黏液减少变稠
C. 降低子宫肌肉对缩宫素的敏感性
D. 抑制输卵管的蠕动
E. 对下丘脑、垂体的负反馈作用

35. 多次刮宫术后发生闭经，首先考虑哪类

闭经
A. 子宫性闭经
B. 卵巢性闭经
C. 垂体性闭经
D. 下丘脑性闭经
E. 原发性闭经

36. 在临床上，筛查早期宫颈癌最常用的方法是
A. 宫颈活体组织检查
B. 阴道镜检查
C. 宫腔镜检查
D. 宫颈刮片细胞学检查
E. 窥器检查

37. 雷女士，诊断为宫颈中度糜烂，单纯型，指
A. 糜烂面积在宫颈总面积的 1/3 之内，表面较光滑
B. 糜烂面积在宫颈总面积的 1/3～2/3 之间，表面较光滑
C. 糜烂面积在宫颈总面积的 1/3～2/3 之间，表面有颗粒
D. 糜烂面积在宫颈总面积的 2/3 以上，表面有细小颗粒
E. 糜烂面积在宫颈总面积的 1/3 之内，表面有颗粒

38. 关于滴虫性阴道炎的治疗，下列哪一项是**错误**的
A. 顽固者夫妻应同时口服甲硝唑治疗
B. 妊娠早期不宜服用甲硝唑治疗
C. 甲硝唑不能通过胎盘进入胎儿体内
D. 局部用药效果佳
E. 阴道放药前先用酸性溶液冲洗可提高疗效

39. 患者 29 岁，葡萄胎清宫术后出院，嘱其随访内容中哪项**不对**
A. 有无咳嗽、咯血及阴道流血
B. 避孕宜用宫内节育器
C. X 线胸片检查
D. 定期测 hCG
E. 妇科检查

40. 滋养细胞疾病患者最重要的随访内容是
A. 盆腔检查
B. B 超检查
C. 血常规
D. 血、尿 HCG 含量测定
E. X 线胸片

A_3/A_4 型题

（41～45 题共用题干）

叶某，孕 4 产 1，孕 33 周，昨晚突然阴道出血，约 400ml，无腹痛。检查：BP 100/76mmHg，宫高与孕周相符，腹软无压痛，胎位清楚，胎心音 118 次/分。

41. 该孕妇最大可能是
A. 前置胎盘
B. 胎盘早剥
C. 先兆早产
D. 先兆子宫破裂
E. 胎膜早破

42. 该病发生原因与下列哪些因素有关
A. 双胎
B. 多次妊娠、流产
C. 产褥感染
D. 妊娠合并症
E. 腹部受到外力猛烈撞击

43. 该病的主要临床表现是
A. 妊娠晚期无痛性反复阴道出血
B. 正常位置的胎盘过早剥离
C. 前置的胎盘剥脱出血
D. 无病因无痛性阴道出血
E. 阴道出血后逐渐腹痛性宫缩

44. 目前最恰当处理方法应是

A. 期待疗法
B. 缩宫素静脉滴注引产
C. 立即行人工破膜
D. 止血后剖宫产终止妊娠
E. 等待自然分娩

45. 关于此患者的护理**错误**的是
A. 嘱患者卧床休息，出血多时绝对卧床
B. 保证患者充足的睡眠
C. 保持大便通畅，以防便秘诱发大出血
D. 可做肛门检查、灌肠做好分娩准备
E. 监测血压，脉搏、呼吸；观察面色、神志、阴道出血量

（46～50 题共用题干）

初孕妇，36 岁，妊娠 35 周，基础血压不高。近几天头晕、心悸，BP160/110mmHg，尿蛋白（+），胎心 148 次/分，水肿（一）。

46. 该孕妇初步考虑为
A. 妊娠期高血压
B. 子痫前期重度
C. 子痫
D. 妊娠合并高血压
E. 胎盘早期剥离

47. 该孕妇首选的药物治疗是
A. 镇静药
B. 降压药
C. 解痉药
D. 利尿药
E. 扩容药

48. 该孕妇如在应用硫酸镁治疗妊娠高血压疾病时，下述做法是**不正确**的
A. 首次 5.0g 静脉推注，不少于 5 分钟推完
B. 24 小时硫酸镁总量不得超过 10g
C. 尿量少于 25ml/h 或呼吸 16 次/分时停用
D. 膝反射消失者禁用
E. 硫酸镁中毒时，用葡萄糖酸钙缓慢静脉推注治疗

49. 该孕妇经积极治疗 2～3 天后，血压 150～155/90～110mmHg，自觉症状消失，胎心音正常，无腹痛，此时护理评估重点是血压的稳定性，要维护血压正常此时常用方法是
A. 可行剖宫产终止妊娠
B. 继续加强降压药物治疗
C. 等待自然分娩
D. 静脉滴注缩宫素引产
E. 降压 6～8 小时后终止妊娠

50. 终止妊娠后，该产妇护理措施中**不对**的是
A. 加强宫缩防产后出血和感染
B. 注意减轻伤口疼痛防产后子痫
C. 产后 24～48 小时停用硫酸镁
D. 产妇哺乳时专人守护
E. 可加强探视防产后抑郁。

二、实践能力

A_1 型题

51. 诊断异位妊娠简单可靠的方法是
A. 血 β－hcG 检测
B. 阴道后穹窿穿刺
C. B 超检查
D. 腹腔镜检查
E. 子宫内膜病理检查

52. 关于前置胎盘所致阴道出血的叙述正确的是
A. 边缘型者出血多发生在孕 28 周左右
B. 出血量与前置胎盘类型关系不大

C. 出血反复发作，无诱因、无疼痛
D. 中央型者出血量较少
E. 出血时常伴腹痛

53. 胎盘早剥的临床表现**不包括**
A. 胎位触摸不清
B. 子宫呈高张状态
C. 子宫比妊娠月份大
D. 反复无痛性阴道出血
E. 贫血程度与外出血量不符

54. 下列哪项**不是**胎盘早剥的典型表现
A. 腹痛伴阴道流血
B. 肉眼血尿
C. 全身症状与外出血不成比例
D. 血性羊水
E. 宫底升高

55. 下列哪项**不是**重度子痫前期的临床表现
A. 血压大于 160/110 mmHg
B. 尿蛋白大于 2.0g/24h，随机尿蛋白（++）
C. 尿量少于 50ml/d
D. 视物模糊
E. 持续性头痛、眩晕

56. 因吞噬精虫可引起不孕的阴道炎类型为
A. 外阴阴道假丝酵母菌病
B. 滴虫性阴道炎
C. 外阴瘙痒症
D. 外阴炎
E. 前庭大腺脓肿

57. **不属于**无排卵性功血特点的为
A. 多见于育龄妇女
B. 月经周期紊乱
C. 经期长短不一
D. 出血量多少不等
E. 出血多者伴贫血

58. 恶性卵巢肿瘤的主要转移途径是
A. 直接侵犯和腹腔种植
B. 腹腔种植
C. 淋巴转移
D. 血行转移
E. 血行与淋巴转移为主

59. 子宫颈口开全是指
A. 宫口开大 4cm
B. 宫口开大 10cm
C. 宫口开大 8cm
D. 宫口开大 8～10cm
E. 以上都不对

60. 用碱性溶液冲洗阴道患者见于
A. 外阴阴道假丝酵母菌病
B. 老年性阴道炎
C. 滴虫性阴道炎
D. 慢性宫颈炎
E. 急性宫颈炎

A_2型题

61. 王女士，产后第一天，作为护士，下列产褥期护理你认为**错误**的是
A. 情况正常者 24 小时后下床活动
B. 保证充分休息和睡眠
C. 饮食富于营养，注意多吃蔬菜
D. 衣着温度适宜
E. 产后 10 小时内排尿

62. 叶女士，产后 2 小时，为预防产后乳房胀痛，下列措施**不正确**的是
A. 分娩后马上吸吮
B. 确保正确的含接姿势
C. 坚持按时喂哺
D. 做到充分有效的吸吮
E. 按需哺乳

63. 某产妇第一胎，足月顺产，胎儿娩出后，产妇阴道活动性出血约 600ml，血

液呈鲜红色，很快凝成血块，出血原因的最大可能是
A. 宫缩乏力
B. 软产道损伤
C. 胎盘滞留
D. 胎盘残留
E. 凝血功能障碍

64. 足月产后 3 天，出现下腹痛，体温不高，恶露多，有臭味，子宫内脐上一指，子宫体软，对此护理**错误**的是
A. 采取平卧位
B. 抬高床头
C. 做好会阴护理
D. 做好病情观察和护理
E. 做好心理护理

65. 30 岁妇女，近期由于工作压力大，频繁出差出现闭经。本例属于哪类闭经
A. 子宫性闭经
B. 卵巢性闭经
C. 垂体性闭经
D. 下丘脑性闭经
E. 原发性闭经

66. 王女士，65 岁，近半个月来阴道流黄水样分泌物，有时带血，经检查排除恶性肿瘤，下列哪种可能性大
A. 滴虫性阴道炎
B. 老年性阴道炎
C. 宫颈糜烂
D. 宫颈息肉
E. 子宫内膜炎

67. 患者女性，60 岁。13 岁初潮，每 28～30 天来一次月经，每次持续 6～7 天，50 岁绝经。其月经史可描述为
A. $13\frac{6-7}{28-30}60$
B. $13\frac{6-7}{28-30}50$
C. $13\frac{28-30}{6-7}60$
D. $13\frac{28-30}{6-7}50$
E. $60\frac{6-7}{28-30}13$

68. 李女士，35 岁，患有糖尿病，其合并阴道炎，以下哪种最常见
A. 外阴阴道假丝酵母菌病
B. 滴虫性阴道炎
C. 外阴瘙痒症
D. 外阴炎
E. 前庭大腺脓肿

69. 24 岁已婚妇女来门诊检查，主诉停经 50 天，中下腹痛 3 天，下列哪项检查首选
A. 基础体温
B. 腹部 X 线摄片
C. 妊娠试验
D. 黄体酮试验
E. B 型超声波检查

70. 24 岁初孕妇，在门诊检查确诊为妊娠 33 周轻度子痫前期。为防止发展为重度子痫前期，属于**不适当**的护理措施的是
A. 适当减轻工作，每天保证睡眠 10 小时
B. 严格限制食盐摄入量
C. 休息和睡眠时取左侧卧位
D. 适当增加产前检查次数
E. 适当服用镇静药物

71. 29 岁初孕妇，妊娠 24 周，经 B 超检查诊断为羊水过多，孕妇正确的护理措施是
A. 孕妇无需限盐饮食，需加强营养
B. 积极对症治疗
C. 积极查明病因，针对病因防治
D. 注意休息，采取左侧卧位

E. 胎儿畸形者引产后应避免再次妊娠

72. 一名孕妇因为妊娠高血压疾病继续接受硫酸镁治疗，护士必须首要评估孕妇的是
A. 尿蛋白检测结果
B. 膝反射是否存在
C. 心率是否正常
D. 呼吸频率
E. 水肿程度

73. 赵女士，检查发现宫颈糜烂面占宫颈面积的2/3，最有效的治疗方法是
A. 物理治疗
B. 宫颈切除
C. 口服抗生素
D. 局部用消炎药
E. 阴道灌洗

74. 王女士，30岁，阴道分泌物增多5个月，近1个月出现血性白带，检查宫颈糜烂、触之易出血，子宫大小正常，两附件正常。为确诊，首要做的检查是
A. 宫颈碘试验
B. 诊断性刮宫
C. 宫颈刮片
D. 宫腔镜检查
E. 宫颈活体组织检查

75. 患者，女，40岁，葡萄胎清宫术后1年，近来出现咳嗽，痰中带血，伴胸痛，该患者出现哪个部位的转移
A. 肺
B. 脑
C. 阴道
D. 肾
E. 肝

76. 35岁女性，葡萄胎清宫术后3个月，阴道仍有不规则流血，尿妊娠试验阳性，B超见子宫肌层蜂窝灶，考虑
A. 葡萄胎
B. 先兆流产
C. 异位妊娠
D. 侵蚀性葡萄胎
E. 多胎妊娠

77. 给孕妇注射地塞米松是为了预防新生儿哪项并发症
A. 新生儿黄疸
B. 新生儿呼吸窘迫综合征
C. 新生儿颅内出血
D. 新生儿肺炎
E. 新生儿硬肿症

78. 赵某，欲测定有无排卵，下列哪项结果表示其卵巢有排卵
A. 双相型体温
B. 宫颈黏液呈现羊齿状结晶
C. 阴道脱落细胞涂片可见大量角化
D. 增生期子宫内膜
E. 体内雌激素水平含量高

79. 患者李某，围绝经期妇女，妇科检查，子宫不大，阴道不规则流血，首先考虑
A. 子宫黏膜下肌瘤
B. 子宫内膜炎
C. 有排卵型功血
D. 无排卵型功血
E. 盆腔炎

80. 下列哪种情况最易使孕妇发生DIC
A. 胎盘早剥
B. 羊水过多
C. 先兆流产
D. 羊水过少
E. 前置胎盘

81. 24岁初孕妇。妊娠33周，头痛6天，经检查血压160/110mmHg，治疗3天

无显效。今晨 5 时突然出现剧烈腹痛。检查子宫板状硬。最可能的诊断是

A. 妊娠合并急性阑尾炎
B. 胎盘早剥
C. 前置胎盘
D. 先兆子宫破裂
E. 先兆早产

82. 患者，女性，18 岁，诊断为功血，以下护理措施中**错误**的是

A. 加强营养
B. 加强剧烈运动
C. 预防感染
D. 指导性激素的应用
E. 指导患者复诊

83. 未婚女性，17 岁，诉经期腹痛剧烈，于月经来潮时需服镇痛剂并卧床休息。平时周期规律，基础体温呈双相。肛查：子宫前倾前屈，稍小，硬度正常，无压痛，两侧附件正常，分泌物白色。本病最可能的诊断是

A. 子宫内膜炎
B. 子宫腺肌病
C. 输卵管炎
D. 子宫肌瘤
E. 痛经

84. 李女士，49 岁，自述近年月经周期不定，行经 2～3 天干净，量极少，自感阵发性潮热，心悸，出汗，时有眩晕，妇科检查，子宫稍小，余无特殊。护士应向其宣教哪项疾病的知识

A. 无排卵型功血
B. 围绝经期综合征
C. 黄体萎缩延迟
D. 黄体发育不全
E. 神经衰弱

85. 一不孕症妇女了解有无排卵最简单的方法是

A. 诊断性刮宫
B. 阴道侧壁涂片
C. 子宫颈黏液检查
D. 激素水平测定
E. 基础体温测定

86. 一门诊女性咨询宫内节育器放置时间，回答**不恰当**的是

A. 月经干净后 3～7 天
B. 人流术后（出血少，宫腔长度小于 10cm）
C. 剖宫产术后 3 个月
D. 哺乳期排除早孕者
E. 正常分娩产后 3 个月

87. 李女士有习惯性痛经，护士建议她采用的最佳避孕方法是

A. 安全期避孕法
B. 口服避孕药
C. 输卵管结扎术
D. 避孕套
E. 阴道隔膜

88. 新生儿出生后，心率每分钟 90 次，呼吸浅慢不规则，全身皮肤青紫，吸痰器清理呼吸道时喉部有轻微反射，四肢肌张力稍有抵抗，请问该新生儿 Apgar 评分应为

A. 0 分
B. 3 分
C. 5 分
D. 6 分
E. 7 分

89. 患者女性，38 岁，因感冒发烧，应用抗生素治疗 10 天，自觉外阴痒，分泌物增多，应首先考虑

A. 慢性阴道炎
B. 细菌性阴道炎

C. 外阴阴道念珠菌病
D. 滴虫性阴道炎
E. 非特异性外阴瘙痒

90. 某产妇，双胎妊娠，产前合并有轻度妊娠期高血压疾病，产后阴道持续出血，胎儿娩出后 24 小时出血量达 600ml，检查子宫软，按摩后子宫变硬，阴道流血减少，该产妇诊断为产后出血。造成该产妇产后出血的最可能原因是
A. 子宫收缩乏力
B. 胎盘残留
C. 软产道裂伤
D. 凝血功能障碍
E. 胎膜残留

A_3/A_4 型题

（91～93 题共用题干）

某女士，24 岁，10 天前因停经 41 天，妊娠试验阳性，行吸宫流产术，今晨突然晕倒在地，体温 37.5℃，血压 10.0/7.0kPa（75/52mmHg），脉搏 100 次/分，下腹压痛及反跳痛明显，外阴少量流血，宫颈举痛明显，宫口闭，子宫稍大，稍软，右侧似有一包块边缘不清，压痛，查 WBC 10×10^9/L，N 70%。

91. 该患者的临床诊断首先考虑
A. 异位妊娠
B. 先兆流产
C. 不全流产
D. 阑尾炎
E. 盆腔炎

92. 为明确诊断，该患者首选的辅助检查是
A. 血 HCG
B. B 超检查
C. 阴道后穹窿穿刺
D. 腹腔镜
E. 诊断性刮宫

93. 紧急的护理措施是
A. 密切监测生命体征
B. 输血，纠正休克后再手术
C. 注射止血药，情况不好转再手术
D. 边纠正休克边做术前准备
E. 减轻疼痛的心理护理

（94～95 题共用题干）

某孕妇，G1P0，妊 38 周，规律宫缩 4 小时入院。产科检查：宫口扩张 3cm，胎心率 140 次/分，胎头已衔接。突发抽搐，继之意识消失，血压 170/120mmHg，尿蛋白（+++）。

94. 应考虑为
A. 高血压危象
B. 脑出血
C. 先兆子痫
D. 子痫
E. 癫痫

95. 应急护理中**错误**的是
A. 左侧卧位
B. 上开口器
C. 抽搐时按压好四肢
D. 建立静脉通道
E. 测血压、脉搏、呼吸，停留尿管

（96～98 题共用题干）

某女士，40 岁，近 3 日白带增多，伴外阴瘙痒就诊，检查外阴黏膜充血，阴道壁充血，分泌物黄色，中等量，呈稀薄泡沫状，宫颈充血。

96. 此患者应进行的辅助检查是
A. 血常规
B. 尿常规
C. 阴道分泌物细菌培养及药敏试验
D. 悬滴法阴道分泌物查滴虫
E. 阴道细胞学检查

97. 此患者确切的诊断是
A. 外阴阴道假丝酵母菌病

B. 滴虫性阴道炎
C. 老年性阴道炎
D. 阿米巴阴道炎
E. 外阴瘙痒症

98. 该患者行阴道灌洗，哪项药液不能选用
A. 0.5%醋酸
B. 1%乳酸
C. 1/5000PP 粉
D. 碳酸氢钠
E. 食醋

（99～100 题共用题干）
王女士，停经 12 周，经诊断为葡萄胎。

99. 葡萄胎患者最常见的症状是
A. 停经后不规则阴道流血
B. 子宫异常增大
C. 妊娠高血压综合征
D. 妊娠呕吐
E. 卵巢黄素囊肿

100. 葡萄胎清除术后，应对患者随访
A. 1 年
B. 2 年
C. 3 年
D. 4 年
E. 5 年

护士执业资格考试模拟练习卷（三）

一、专业实务

A_1型题

1. 骨产道通常指的是
A. 骨盆
B. 大骨盆
C. 中骨盆
D. 真骨盆
E. 假骨盆

2. 子宫最狭窄的部分是
A. 解剖学内口
B. 组织学内口
C. 子宫峡部
D. 子宫颈管
E. 子宫颈外口

3. 正常孕卵植入的部位是
A. 子宫角部
B. 子宫体
C. 子宫下段
D. 子宫峡部
E. 子宫颈部

4. 临床最常见的胎先露是
A. 枕先露
B. 肩先露
C. 臀先露
D. 面先露
E. 足先露

5. 中期妊娠是指
A. 妊娠 11～15 周
B. 妊娠 12～28 周
C. 妊娠 13～27 周末
D. 妊娠 18～28 周
E. 妊娠 20～28 周

6. 女子不孕因素中最常见的病因是
A. 无排卵
B. 输卵管因素
C. 宫颈细长，宫颈炎
D. 子宫内膜异位症
E. 阴道因素

7. 异位妊娠常发生的部位是
A. 卵巢
B. 宫颈
C. 腹腔
D. 输卵管
E. 子宫直肠陷凹

8. 下列避孕方法中失败率较高的是
A. 放置宫内节育器
B. 按期口服避孕药
C. 使用避孕套
D. 避孕针
E. 安全期避孕

9. 首次产前检查的时间应该是
A. 确诊早孕时
B. 妊娠 12 周
C. 妊娠 14 周
D. 妊娠 16 周
E. 妊娠 20 周

10. 可能引起母体凝血机制障碍的疾病是
A. 先兆流产
B. 难免流产
C. 稽留流产
D. 不全流产
E. 完全流产

11. 胎膜早破后阴道液 pH 值为
A. 3
B. 4
C. 5
D. 6
E. 7 或大于 7

12. 产后出血最常见的原因是
A. 软产道损伤
B. 胎盘残留
C. 子宫收缩乏力
D. 弥散性血管内凝血
E. 胎盘嵌顿

13. 阴道有大量稀薄泡沫状白带，最可能的疾病是
A. 前庭大腺炎
B. 淋病
C. 老年性阴道炎
D. 念珠菌性阴道炎
E. 滴虫性阴道炎

14. 下列与胎儿畸形**无关**的因素是
A. 吸烟及饮酒
B. 喷洒农药
C. 口服甲硝唑
D. 风疹病毒感染
E. 服用药物叶酸

15. 目前发现宫颈癌前期病变和早期宫颈癌的主要方法是
A. 活组织检查
B. 阴道脱落细胞检查
C. 子宫内膜检查
D. 子宫颈刮片检查
E. 妇科 B 超

16. 下列可确诊妊娠的是
A. 停经
B. 晨起恶心、呕吐
C. 乳房胀大
D. B 超显示胎心搏动
E. 自觉胎动

17. 某产妇于产后第 2 天出现双乳房胀痛，无红肿，伴低热。首选的护理措施是
A. 让新生儿多吸吮
B. 吸奶器吸出乳汁
C. 生麦芽煎汤饮用
D. 少喝汤水
E. 芒硝敷乳房

A_2型题

18. 某29岁初产妇，临产前静脉滴注催产素，破膜后不久突然出现烦躁不安、呛咳、呼吸困难、发绀，数分钟后死亡。本病例最可能的诊断是
 A. 子痫
 B. 低纤维蛋白原血症
 C. 羊水栓塞
 D. 重型胎盘早剥
 E. 肺水肿

19. 患者李某，30岁，白带增多数个月，近来出现性交后出血。妇科检查宫颈重度糜烂，附件未见异常。为排除宫颈癌，首选的检查项目是
 A. 阴道分泌物悬滴检查
 B. 宫颈活检
 C. 宫颈碘试验
 D. 宫颈刮片细胞学检查
 E. 宫腔镜检查

20. 关女士，24岁，因妊娠10周，行人工流产术时突然出现心动过缓、面色苍白、血压下降、大汗淋漓、头晕、胸闷等症状，本病例最可能的诊断是
 A. 羊水栓塞
 B. 人流综合征反应
 C. 空气栓塞
 D. 仰卧位低血压综合征
 E. 子宫破裂

21. 李女士来医院咨询子宫镜检查的时间，护士回答正确的是一般于月经干净后
 A. 3天内
 B. 4天内
 C. 5天内
 D. 6天内
 E. 7天内

22. 某纺织厂，滴虫性阴道炎发病率很高，为预防其传播，下列不必要的措施是
 A. 改坐厕为蹲厕
 B. 改盆浴为淋浴
 C. 积极治疗患者及带虫者
 D. 预防性使用甲硝唑（灭滴灵）
 E. 相互不借用浴巾

23. 周女士26岁，初产妇，妊娠41周临产后7小时出现烦躁不安，自述下腹疼痛难忍。检查腹部见病理缩复环，下腹拒按，胎心听不清。此病例首选的措施是
 A. 行阴道助产，尽快结束分娩
 B. 择期剖宫产术
 C. 抗休克，静脉输液、输血
 D. 停止一切操作，抑制宫缩
 E. 大量抗生素预防感染

24. 某27岁，平素月经规律，周期28～30天，末次月经第一天的时间是2012年10月1日（公历），其预产期应是
 A. 2013年7月8日
 B. 2013年7月15日
 C. 2012年12月30日
 D. 2013年8月1日
 E. 2013年10月1日

25. 某孕妇G_1P_0，孕周35周，产前检查：胎背朝向母体腹部左前方，胎头位于左上腹，宫底部可扪及浮球感，胎心音在脐左上方听得最清楚，判断胎方位应是
 A. 枕左前
 B. 骶左前
 C. 枕右前
 D. 骶右前
 E. 枕左横

26. 某25岁孕妇，停经39^{+4}周，头先露，胎心率146次/分，胎头位置“－1”，胎膜已破，无明显宫缩，宫口未开，**错误**的护理工作是

A. 测体温脉搏血压
B. 听胎心，做肛诊检查
C. 备皮
D. 灌肠
E. 收产妇住院待产

27. 初产妇，孕1产0，孕39^{+2}周，9日前在夜间出现不规律宫缩，半小时前“见红”来院检查，估计孕妇分娩约在
A. 12小时
B. 1～2天
C. 4～5天
D. 3～4天
E. 5～6天

28. 妊娠37周，近来自觉腹胀。检查：腹形较妊娠月份大，骨盆外测量正常，胎头浮，跨耻征（+）。B型超声检查示胎儿双顶径11.1cm，应诊断为
A. 巨大胎儿
B. 双胎妊娠
C. 羊水过多
D. 胎儿宫内发育迟缓
E. 胎头高直位

29. 某产妇于产后第2天出现双乳房胀痛，无红肿，伴低热。首选的护理措施是
A. 让新生儿多吸吮
B. 吸奶器吸出乳汁
C. 生麦芽煎汤饮用
D. 少喝汤水
E. 芒硝敷乳房

30. 女性，28岁。停经52天，宫内妊娠。下腹阵痛伴阴道流血2天，量多，有指甲大小的肉样组织排出。检查：宫口已扩张，子宫略增大。考虑出血的原因是
A. 先兆流产
B. 难免流产
C. 不全流产
D. 完全流产
E. 稽留流产

31. 王女士，26岁，妊娠9周，既往轻度活动时即感心悸，近几天常感胸闷气促需取端坐体位。体查：心率130次/分，肺部有湿啰音，心界向左扩大，双下肢踝部水肿，正确的处理是
A. 治疗控制病情，继续妊娠
B. 加强监护至产后42天
C. 立即终止妊娠
D. 控制心衰后终止妊娠
E. 控制心衰后，观察病情变化，若再出现心衰，考虑终止妊娠

32. 女性，26岁，胎儿胎盘娩出后，出现间歇性阴道流血，量较多，检查子宫体轮廓清楚，柔软，最可能的出血原因是
A. 软产道损伤
B. 子宫破裂
C. 子宫收缩乏力
D. 胎盘剥离不全
E. 凝血功能障碍

33. 汪女士，妊娠29周，产前检查无异常，护士指导其进行最简单最常用的自我监护方法是
A. 听诊胎心音
B. 自我数胎动
C. 测量功底高度和腹围
D. B超检查
E. 胎儿电子监护

34. 患儿女，14岁。月经周期25～45天，经期7～15天，量多。贫血貌，基础体温呈单相型，无内外生殖器官器质性疾病。合适的治疗是
A. 诊断性刮宫
B. 子宫切除
C. 静脉用止血药

D. 雌孕激素序贯疗法
E. 大剂量孕激素

35. 杨女士，28 岁。结婚 4 年未孕。基础体温曲线呈单相型。于月经来潮前刮宫送病理检查，子宫内膜的变化应为
A. 分泌反应不良
B. 分泌期与增生期内膜共存
C. 分泌期内膜
D. 增生期变化，无分泌期出现
E. 蜕膜样改变

36. 高女士，32 岁，G_3P_0。月经周期缩短已 2 年，拟诊为黄体功能不足。最有价值的诊断依据是
A. 月经周期缩短
B. 流产史
C. 盆腔检查无异常发现
D. 基础体温呈双相型
E. 经前 1 日诊刮病检示内膜分泌不良

37. 梁女士，28 岁。停经 38 周，身高 140cm，体态均称，骨盆入口平面、中骨盆平面、出口平面均小于正常值 2cm，应考虑为
A. 正常骨盆
B. 漏斗骨盆
C. 均小骨盆
D. 畸形骨盆
E. 扁平骨盆

38. 霍女士，28 岁。人工流产后 6 个月，不断有阴道流血，量不多，术后阴茎套避孕，现尿妊娠试验阳性，胸部 X 线摄片见两肺下叶散在小结节状阴影。最可能的诊断是
A. 吸宫不全
B. 先兆流产
C. 葡萄胎
D. 侵蚀性葡萄胎
E. 绒毛膜癌

39. 产前检查门诊，护士在对前来检查的孕妇做骨盆外测量，测得髂棘间径 25cm，髂嵴间径 26cm，骶耻外径 19cm，坐骨结节间径 8.5cm，耻骨弓角度 75°。骨盆外测量异常的是
A. 髂棘间径
B. 髂嵴间径
C. 骶耻外径
D. 坐骨结节间径
E. 耻骨弓角度

A3/A4 型题

（40～41 题共用题干）

某女性，停经 60 天，尿 HCG（+），拟终止妊娠。

40. 下列哪种方法最佳
A. 吸宫术
B. 药流
C. 钳刮术
D. 药流加钳刮术
E. 药流加吸宫术

41. 术后注意事项应**除外**以下哪项？
A. 保持外阴清洁，每日清洗外阴
B. 术后注意休息 1 月
C. 术后禁盆浴 1 月
D. 术后禁性生活 1 周
E. 如有发热、阴道流血量多时应及时复诊

（42～44 题共用题干）

王女士，已婚未产，平素月经规律，周期 29 天，现在月经超期 20 天，数天前出现恶心呕吐，晨起尤甚，自购尿妊娠试纸测得尿妊娠试验呈阳性。今天到妇产科门诊就诊。

42. 尿妊娠试验是检查体内的
A. 催产素水平
B. 黄体生成素水平
C. 人绒毛膜促性腺激素水平
D. 雌激素水平
E. 孕激素水平

43. 目前对该妇女做以下检查最能准确诊断早孕
A. B超检查
B. 阴道检查
C. 检查血液中人绒毛膜促性腺激素水平
D. 测量宫高腹围
E. 查血雌三醇水平

44. 一旦确诊早孕，对该妇女进行的护理**不正确**的是
A. 进行腹部四步触诊法了解胎位情况
B. 向其进行孕期健康教育
C. 问清末次月经第一天，计算预产期
D. 告知孕妇后续产前检查的频次和时间
E. 对孕妇进行孕期营养知识指导

（45～47 题共用题干）

某孕妇，24 岁，妊娠合并心脏病，妊娠 22 周时因上呼吸道感染出现呼吸困难，不能平卧，心率 128 次/分。住院治疗 4 周后出院。现在妊娠 35 周，检查：血压 120/80mmHg，脉搏 88 次/分，心尖部闻及舒张期杂音，日常劳动无不适症状。

45. 该孕妇的心功能分级是
A. Ⅰ级
B. Ⅱ级
C. Ⅲ级
D. Ⅳ级
E. Ⅱ～Ⅲ级

46. 为该孕妇指导饮食时，**错误**的是
A. 适当补充铁剂
B. 适当补充钙剂
C. 适当补充维生素
D. 适合进食高蛋白饮食
E. 每天钠盐进食量不超过 6g

47. 目前最适宜的处理是
A. 无产科指征时等待自然分娩
B. 出现宫缩时行剖宫产
C. 胎儿成熟后使用催产素引产
D. 胎儿成熟后择期剖宫产
E. 自然临产宫口开全时阴道助产

（48～50 题共用题干）

方女士，48 岁。外阴奇痒，夜不能寐 3 日，伴白色凝乳状白带，阴道黏膜有白色膜状物覆盖，拭去后露出红肿黏膜面。

48. 取阴道分泌物送检的目的是查
A. 阴道毛滴虫
B. 淋病双球菌
C. 假丝酵母菌孢子
D. 支原体
E. 湿疣病毒

49. 临床诊断是
A. 淋病
B. 外阴炎
C. 滴虫阴道炎
D. 外阴阴道假丝酵母菌病
E. 老年性阴道炎

50. 与该病发生**不相关**的因素是
A. 糖尿病
B. 长期服用避孕药
C. 雌激素水平下降
D. 长期使用抗生素
E. 妊娠

二、实践能力

A_1 型题

51. 子宫生理缩复环位于
A. 子宫上段
B. 子宫上下段之间
C. 子宫下段
D. 子宫底部

E. 子宫体

52. 第三产程一般**不超过**
A. 10 分钟
B. 15 分钟
C. 20 分钟
D. 25 分钟
E. 30 分钟

53. 前置胎盘的主要症状是
A. 妊娠晚期无痛性阴道流血
B. 出血伴腹痛
C. 外出血与患者的症状不成比例
D. 子宫底升高、变硬、有压痛
E. 胎心音消失

54. 硫酸镁中毒最早出现的症状是
A. 膝反射消失
B. 呼吸<16 次/分
C. 尿量<25ml/h
D. 反应迟钝
E. 心脏骤停

55. 妊娠合并心脏病孕妇妊娠期易发生心力衰竭的时期是
A. 妊娠第 12～16 周
B. 妊娠第 24～28 周
C. 妊娠第 28～30 周
D. 妊娠第 32～34 周
E. 妊娠第 36～38 周

56. 子宫内膜癌首选治疗方法是哪种
A. 化疗
B. 手术治疗
C. 放射治疗
D. 内分泌治疗
E. 免疫治疗

57. 子宫内膜异位症的临床特点
A. 继发性痛经
B. 不孕
C. 性交痛
D. 月经不规则
E. 白带增多

58. 妊娠 120 天，需终止妊娠，最常用的方法是
A. 钳刮术
B. 负压吸宫术
C. 催产素静脉滴注
D. 利凡诺羊膜腔注射
E. 药物流产

59. 以下关于会阴切开术哪项是正确的
A. 正中切开组织少，不易损伤肛门括约肌
B. 缝合时为了避免死腔，可以穿透直肠壁
C. 术后取健侧卧位
D. 为了迅速止血，可以不按照解剖层次缝合
E. 排便后不必擦洗会阴

60. 会阴侧切伤口多少天拆线为宜
A. 产后 1 天
B. 产后 9 天
C. 产后 5 天
D. 产后 10 天
E. 产后 7 天

61. 葡萄胎确诊后首选的处理方法是
A. 化疗
B. 清宫
C. 抗生素控制感染
D. 止血
E. 放疗

62. 会阴擦洗次数一般为
A. 1～2 次/日
B. 2～3 次/日

C. 4 次/日
D. 2 次/日
E. 5 次/日

63. 会阴湿热敷，每次热敷的时间为
A. 5 分钟
B. 10 分钟
C. 20 分钟以内
D. 15～30 分钟
E. 40 分钟

64. 治疗真菌性阴道炎最适应的灌洗液为
A. 1∶5000 高锰酸钾溶液
B. 生理盐水
C. 2.5%乳酸溶液
D. 2%～4%碳酸氢钠
E. 4%硼酸溶液

65. 妊娠期间，孕妇每周体重的增加**不应超过**
A. 0.5kg
B. 1kg
C. 1.5kg
D. 2kg
E. 2.5kg

66. 下列胎心音正常的是
A. 100 次/分
B. 110 次/分
C. 128 次/分
D. 165 次/分
E. 170 次/分

A_2型题

67. 某患者阴道不规则少量流血 3 月，来院就诊。尿妊娠试验阳性，给予刮宫，但刮出物未见绒毛，病理检查结果为蜕膜组织，则其可能的诊断为
A. 早期妊娠反应
B. 异位妊娠
C. 功血
D. 葡萄胎
E. 子宫内膜炎

68. 伍某，停经 92 天，近日阴道有少量不规则出血，小腹隐痛。妇检：子宫达脐，未能及胎体，B 型超声子宫腔内为落雪状图像，则应考虑为
A. 葡萄胎
B. 羊水过多
C. 先兆流产
D. 子宫肉瘤
E. 子宫肌瘤

69. 患者女性，38 岁，孕 2 产 1，2 年前产钳分娩，长时间站立、下蹲后腰背部酸痛有下坠感，清洗外阴可见一肿物。妇科检查：可看见宫颈已脱出阴道口，宫体仍在阴道内。诊断为子宫脱垂几度
A. Ⅰ度轻型
B. Ⅰ度重型
C. Ⅱ度轻型
D. Ⅱ重型
E. Ⅲ度

70. 女，60 岁，绝经 4 年，白带增多 2 个月，性交后白带带血 2 次就诊。妇科检查阴道不充血，宫颈上唇 10～12 点处呈乳头状糜烂，易出血，下唇光滑，内诊（—），B 超（—）。出血的原因很可能是
A. 老年性阴道炎
B. 子宫内膜癌
C. 宫颈息肉
D. 宫颈癌
E. 宫颈湿疣

71. 黄女士 29 岁，因计划外妊娠 9 周，行人工流产术，关于术后护理措施以下选项中**错误**的是
A. 术后 1 个月内禁止盆浴

B. 保持外阴清洁
C. 术后 6 个月内禁止性生活
D. 术后休息 1～2 小时，无异常即可离院
E. 若有明显腹痛及阴道流血多，应随时到医院就诊

72. 蔡女士，32 岁，孕 1 产 0，孕 31 周，产前检查诊断为妊娠期高血压疾病，昨晚 9 时许出现腹痛伴阴道出血，最可能的诊断是
A. 胎盘早剥
B. 妊娠合并子宫颈息肉
C. 前置胎盘
D. 子宫破裂
E. DIC

73. 卢女士，27 岁。孕 2 产 0，停经 37 周，持续阴道流水一周，高热两天，体温 38.9℃，阴道液 pH 值 7.2，此时应给予
A. 抗生素
B. 缩宫素
C. 地塞米松
D. 宫缩抑制剂
E. 硫酸镁

74. 熊女士，27 岁，第一胎足月顺产一女婴，胎儿胎盘娩出后，阴道持续性、多量出血，出血量约 500ml，而且血液很快凝成血块，鲜红色，查子宫收缩良好，此产妇出血原因为
A. 胎盘残留
B. 胎盘剥离不全
C. 子宫收缩乏力
D. 软产道裂伤
E. 凝血功能障碍

75. 某早产娩出一女婴，身长 35cm，体重 1000g，皮下脂肪少，头发、指甲长出。新生儿娩出后能啼哭、吞咽。估计该新生儿娩出时的周数是
A. 8 周
B. 10 周
C. 12 周
D. 24 周
E. 28 周

76. 某孕妇的丈夫，向护士咨询关于妊娠期夫妻禁止性生活的时间，正确的回答是
A. 妊娠初 1 个月内和妊娠最后 1 个月
B. 妊娠初 2 个月内和妊娠最后 2 个月
C. 妊娠初 3 个月内和妊娠最后 2 个月
D. 妊娠初 3 个月内和妊娠最后 3 个月
E. 妊娠初 4 个月内和妊娠最后 4 个月

77. 初产妇 22 岁，妊娠 40 周，规律宫缩 8 小时，宫口开大 3cm，胎心 155 次/分，间歇 3～4 分钟宫缩持续 50 秒，产妇精神非常紧张，首要的护理措施
A. 鼓励进食
B. 心理调适
C. 按时听胎心
D. 按时做肛查
E. 严密观察产程

78. 一产妇 28 岁，足月妊娠，胎膜早破，自然分娩后第 3 天，体温 38.8℃，下腹痛，血性恶露，浑浊有恶臭，子宫底平脐，宫旁压痛，白细胞 15.8×10^9/L，中性粒细胞 80%，最可能的诊断是
A. 急性宫颈炎
B. 急性输卵管炎
C. 急性子宫内膜炎
D. 急性盆腔炎
E. 腹膜炎

79. 孕妇，30 岁。妊娠 35 周，因轻度子痫前期入院，胎心 140 次/分。目前用硫酸镁治疗，护理措施正确的是
A. 有水肿者应限制钠盐的摄入

B. 常规吸氧
C. 发生子痫时应立即终止妊娠
D. 第二产程指导产妇屏气以缩短产程
E. 发展为重度时应安排在安静、光线较暗的病室

80. 患者张某，30 岁，因阴道出血 7 天，门诊以功血收住入院，检查：阴道仍有出血，量约 500ml，BP80/45mmHg，Hb6.0g/L，护士应首先做以下哪项措施
A. 做好刮宫准备
B. 迅速建立静脉通路
C. 备血
D. 氧气呼入
E. 大量抗生素使用

81. 某患者的子宫肌层及输卵管中切除标本病理检查中，发现有滋养细胞及完整的绒毛结构。最可能的诊断为
A. 葡萄胎
B. 侵蚀性葡萄胎
C. 绒毛膜癌
D. 子宫体癌
E. 卵巢肿瘤

82. 患者女性，39 岁，医生诊断为：子宫肌瘤，护士告知可能与女性激素刺激子宫肌瘤细胞核分裂、促进肌瘤生长有关，此激素是
A. 雌激素
B. 孕激素
C. 雄激素
D. 肾上腺素
E. 黄体生成素激素

83. 已婚 5 年未孕的 28 岁张女士，平时采用安全期避孕，近 4 年来月经规律，经期腹痛，逐渐加重伴性交痛，查体：子宫后位，略大，不活动，质中，压痛（一），但其后壁有不平触痛的结节。子宫左侧可及一 3cm×4cm×3cm 大小，囊性，固定触痛包块，右附件未发现肿块。最可能的诊断是
A. 卵巢新生物
B. 宫外孕
C. 子宫内膜异位症
D. 盆腔炎
E. 盆腔结核

84. 程女士，30 岁，孕 2 产 1，月经 3～4/24～34 天，量中等，查阴道前后壁膨出，宫颈重度糜烂，宫口松，子宫后位，子宫大小正常，附件无异常来医院咨询避孕方法，最好采用
A. 阴道隔膜
B. 宫内节育器
C. 口服避孕药
D. 安全期避孕
E. 外用避孕药

85. 陈女士，28 岁，停经 38 周，头痛，目眩 2 周，血压 170/100mmHg，蛋白尿（＋＋），孕妇的临床诊断是重度妊娠高血压疾病，首选的治疗药物是
A. 硫酸镁
B. 葡萄糖酸钙
C. 利血平
D. 硫酸钙
E. 利尿药

86. 蒋女士，28 岁，已婚。滴虫阴道炎反复发作，对该患者进行健康教育，**不妥**的内容是
A. 介绍滴虫阴道炎的基本知识
B. 告知患者按医嘱用药
C. 教育患者注意个人卫生
D. 男方要同时治疗
E. 治疗后复查白带连续 2 次阴性为治愈

87. 蔡女士，17 岁。初潮后 6 个月开始经期

伴下腹痉挛性疼痛而影响学习，盆腔检查无异常，拟诊“原发性痛经”。护士介绍经痛的护理要点，不妥的一项是
A. 嘱患者生活规律有序，劳逸适度
B. 嘱患者注意经期卫生
C. 嘱患者正确对待月经来潮，消除恐惧心理
D. 嘱患者使用会阴垫，正确估计出血量
E. 腹痛剧烈时遵医嘱服止痛药

88. 邓女士，49 岁。卵巢癌术后 3 个月，在化疗过程中，患者出现皮肤色素沉着及脱发，护士应
A. 告知患者停药后会消失
B. 停止化疗
C. 减小化疗药物剂量
D. 报告医生处理
E. 减慢输液速度

89. 肖女士，48 岁。近 6 个月月经来潮 3 次，量中。妇科普查发现子宫增大如孕 50 日，质硬。B 超检查为“子宫肌瘤”。治疗方案选择
A. 子宫切除
B. 雌激素治疗
C. 孕激素治疗
D. 雌、孕激素联合治疗
E. 定期复查

A3/A4 型题

（90～91 题共用题干）

患者张某，在更年期接受大量雌激素治疗期间外阴奇痒和灼痛，分泌物增多，呈白色豆腐渣样。

90. 此患者所患疾病可能是
A. 滴虫性阴道炎
B. 宫颈糜烂
C. 阴道假丝酵母菌病
D. 淋病
E. 老年性阴道炎

91. 下列哪种处理措施最适宜
A. 1%乳酸液阴道冲洗
B. 1∶5000 高锰酸钾溶液坐浴
C. 2%～4%碳酸氢钠溶液阴道冲洗
D. 生理盐水阴道冲洗
E. 0.5%醋酸溶液阴道灌洗

（92～93 题共用题干）

初产妇，宫口已开全，阴道检查胎头矢状缝与骨盆横径一致，小囟门在 9 点。

92. 此为何种胎位
A. LOT
B. ROT
C. LOA
D. ROA
E. LOP

93. 胎头枕部需要向哪个方向转动，胎儿才能娩出
A. 逆时针转 45°
B. 顺时针转 45°
C. 逆时针转 90°
D. 顺时针转 90°
E. 逆时针转 180°

（94～97 题共用题干）

廖女士，29 岁，平素体健，月经规律，周期 28 天，停经 53 天，晨起恶心呕吐而到门诊就诊。体查：身高 160cm，体重 60kg，血压 110/68mmHg，脉搏 89 次/分。

94. 该妇女首先应进行的检查项目是
A. 尿妊娠免疫试验
B. 孕激素水平检测
C. 雌激素水平检测
D. 黄体生成素水平检测
E. 胎心检测

95. 当该妇女确诊为早孕后，护士应对她进行孕期健康教育，根据 BMI 计算整个孕期内该孕妇的体重增长适当范围是

A. 11.5～16kg
B. 10～12kg
C. 8～11kg
D. 20～23kg
E. 17～18kg

96. 护士指导该孕妇进行产前检查频次正确的是
A. 28 周前每月 2 次
B. 28 周前每 3 周 1 次
C. 28 周至 36 周之间每 2 周 1 次
D. 36 周后每周 2 次
E. 有异常无需增加产检次数

97. 对该孕妇进行饮食指导正确的是
A. 为了保证胎儿生长发育，妊娠早期必须大量增加营养
B. 妊娠中、晚期的热量摄入量在非孕期基础上每日增加 0.84MJ（相当于 200kcal）
C. 饮食无需特殊搭配，按孕妇喜好而定比较科学
D. 孕妇的饮食应以蛋白质为主
E. 为了胎儿眼睛发育良好可大量补充维生素 A 和胡萝卜素

（98～100 题共用题干）

蔡女士，35 岁。有慢性宫颈炎史 5 年，长期白带多，偶有血性白带，检查发现宫颈糜烂面占宫颈面积的 2/3。

98. 最佳的治疗方式是
A. 药物治疗
B. 手术治疗
C. 阴道冲洗
D. 物理治疗
E. 坐浴

99. 治疗时间宜选在
A. 月经干净后的 3～7 天
B. 月经周期的任何时候
C. 月经来潮前的 3～7 天
D. 月经的第 3～7 天
E. 月经干净后的任何时间

100. 护理的主要预期目标是
A. 下腹、腰骶部疼痛减轻或消失
B. 养成良好的卫生习惯
C. 病变组织修复，症状消失
D. 阴道分泌物转为正常性状
E. 恢复治疗信心

护考练习题答案

练习题一答案

1～5 EADED	6～10 DEDBC	11～15 BDCCD	16～20 BEABC
21～25 CEEDB	26～30 CEBDC	31～35 CBCDC	36～40 CABDD
41～45 DDBDB	46～50 EEBDD	51～55 ADBCA	56～60 AACDD
61～65 DBCEB	66～70 BCCAE	71～75 BCCBA	76～80 CCDAE
81～85 ADCAC	86～90 BCAEA	91～95 BACCB	96～100 AEECD

练习题二答案

1～5 CDDDE	6～10 CEBEC	11～15 EADCE	16～20 BEACC
21～25 ADDCE	26～30 ECDED	31～35 ABBAA	36～40 DBCDD
41～45 ABAAD	46～50 BCBAE	51～55 BCDBC	56～60 BAABA
61～65 ECBAD	66～70 BBACB	71～75 CBACA	76～80 DBADA
81～85 BBEBE	86～90 ABCCA	91～95 ACDDC	96～100 DBDAB

练习题三答案

1～5 DCBAC	6～10 BDEAC	11～15 ECEED	16～20 DACDB
21～25 EDDAB	26～30 DBAAC	31～35 DCBDD	36～40 ECEEC
41～45 DCAAA	46～50 EDCDC	51～55 BEAAD	56～60 BADCC
61～65 BDDDA	66～70 CBACD	71～75 CAADE	76～80 DBCEB
81～85 BACCA	86～90 EDAEC	91～95 CBDAB	96～100 CBDAC

第三篇　实训指导

实训一　产前检查（腹部四步触诊、骨盆外测量）

一、学习目标

1. 通过腹部四步手法触诊了解胎儿大小、胎方位、胎先露及先露入盆情况。
2. 间接了解骨盆的大小及形态，为分娩方式提供依据。

二、用物准备

内外科检查床、孕妇模型、骨盆外测量器、量身尺、记录纸、笔等。

三、操作程序及评分标准

产前检查程序及评分标准

项目总分	项目内容	技术要求			分值	得分/扣分
素质要求（6分）	仪表举止	仪表大方，举止端庄，轻盈矫健，态度和蔼，面带微笑			4	
	服装服饰	服装鞋帽整洁，头发、着装符合要求			2	
操作前准备（8分）	环境	评估环境：温湿度适宜、安静整洁，光线适中			2	
	用物	用物准备齐全，摆放合理美观			3	
	护士	修剪指甲、取下腕表、洗手（六步洗手法）、戴口罩			3	
操作步骤（74分）	四步触诊（32分）	第一步	检查者面向孕妇头部，两手置子宫底部，了解子宫外形；继之用软尺测量自耻骨联合上缘中点至宫底高度（cm）及腹围。然后以两手指腹在宫底部相对交替轻推	判断宫底部胎儿部分是头还是臀，头硬而圆，有浮球感，臀软而宽且形状略不规则	8	
		第二步	检查者左右手分别置于腹部两侧，一手固定、另一手轻轻深按触摸。两手交替进行	分辨胎背位置。平坦饱满者为胎背，可变形的高低不平部分为胎肢	8	

续表

项目总分	项目内容	技术要求			分值	得分/扣分
操作步骤（74 分）	四步触诊（32 分）	第三步	检查者右手拇指与其余 4 指分开，置于耻骨联合上方，握住先露部，左右推动	进一步检查先露部是头还是臀，并确定是否衔接。若胎先露部浮动，表示尚未入盆。若胎先露部固定不动，表示已衔接	8	
		第四步	检查者面向孕妇足端，两手分别放于胎先露两侧，轻轻深按	再次核对胎先露的诊断是否正确，并确定其入盆程度	8	
	骨盆外测量（32 分）	（1）髂棘间径：孕妇取伸腿仰卧位，测量两侧髂前上棘外缘的距离，正常值为 23～26cm			8	
		（2）髂嵴间径：体位同前，测两髂嵴外缘最宽的距离，正常值为 25～28 cm			8	
		（3）骶耻外径：孕妇取左侧卧位，上腿伸直，下腿屈曲，测量第 5 腰椎棘突下（相当于米氏菱形窝的上角）至耻骨联合上缘中点的距离，正常值为 18～20 cm			8	
		（4）坐骨结节间径：孕妇取仰卧位，两腿向腹部弯曲，双手抱双膝。检查者戴手套，测量两侧坐骨结节内侧缘之间的距离，正常值为 8.5～9.5cm。也可用检查者的拳头测量，若其间能容纳成人手拳，则大于 8.5cm，属正常			8	
	整理（10 分）	扶孕妇坐起 系好裤带，整理衣服 整理检查床 检查者洗手并记录			3 2 2 3	
综合评价（12 分）	操作方法	程序正确，动作规范、美观，操作熟练			3	
	操作效果	每步手法正确、触诊时间适宜、判断正确；测量各径线的起止点选取准确，测量值正确			3	
	操作态度	与孕妇有良好的沟通			3	
	操作时间	操作全程不超过 12 分钟，每超过 1 分钟扣 1 分			3	
总　分					100	

四、实训要求

1. 在触诊过程中注意腹壁肌紧张度、有无腹直肌分离、羊水量及子宫肌敏感度。
2. 妊娠 20 周前测量腹围为绕腹部最高处一圈的长度。妊娠 20 周后测量腹围为绕脐一圈长度。

3. 每步手法触诊时间不宜过长、避免刺激宫缩及引起仰卧位低血压综合征。

4. 骶耻外径间接推测骨盆入口前后径长度，是骨盆外测量中最重要的径线。

5. 坐骨结节间径为直接测出骨盆出口横径的长度。

实训二　正常分娩接生法

一、学习目标

掌握接生前的准备工作和正常接生的方法。

二、用物准备

产床，高级分娩技能训练模型、产妇模型人、一次性产包，负压吸引器、无菌手套、便盆、冲水壶、会阴冲洗消毒液、吸痰管、气门芯胶圈、酒精、碘伏、碘酊、剪刀、吸耳球、洗手液、毛巾、生活垃圾桶、医疗垃圾桶等。

三、操作程序及评分标准

正常分娩接生法操作程序及评分标准

项目总分	项目内容	操作要求	分值	得分/扣分
素质要求（2分）	仪表举止	仪表大方，举止端庄，态度和蔼，面带微笑	1	
	服装服饰	服装鞋帽整洁，头发、着装符合要求	1	
操作前准备（6分）	环境	评估环境：湿度适宜、安静整洁，光线明亮，符合无菌操作	2	
	用物	用物准备齐全，摆放合理，均在有效期内	2	
	操作者	修剪指甲、取下腕表、洗手（七步洗手法）、戴口罩	2	
操作步骤（76分）	外阴消毒、铺巾（14分）	协助产妇仰卧于产床上，两腿屈曲分开，露出外阴部 臀下放一便盆，用肥皂棉球擦洗外阴部，然后以温开水冲掉肥皂水，最后以碘伏棉球擦洗两遍 消毒顺序：小阴唇→大阴唇→阴阜→两腿内1/3→会阴→左右臀→肛周 冲洗顺序：从上→下，从外→内 取下臀下的便盆，接产者洗手	1 2 2 2 2	
	胎儿娩出及处理（40分）	打开产包，戴手套及穿接产衣后，铺好消毒巾准备接产 接生者弓字步站于产妇右侧，准备好接产器械 当胎头拨露阴唇后联合紧张时，应开始保护会阴在会阴部盖	5 2 5	

续表

项目总分	项目内容	操作要求	分值	得分/扣分
操作步骤（76分）	胎儿娩出及处理（40分）	上一块消毒巾，接生者右肘支在产床上，右手拇指与其余四指分开，每当宫缩时向上向内托压，同时左手轻轻下压胎头枕部，协助胎头俯屈使胎头缓慢下降		
		宫缩间歇时，保护会阴的右手稍放松，以免压迫过久引起会阴水肿	4	
		当胎头枕部在耻骨弓下露出时，左手应按分娩机制协助胎头仰伸	6	
		若宫缩过强应嘱产妇哈气解除腹压，宫缩间歇时稍向下屏气，使胎头缓慢娩出	2	
		胎头娩出后，左手自新生儿鼻根向下颏挤压，挤出口鼻内的黏液和羊水	6	
		协助胎头复位及外旋转，使胎儿双肩径与骨盆出口前后径一致	4	
		接产者左手食指、中指分开，深压胎儿颈部，使前肩自耻骨弓下先娩出，继之再上托胎颈处，使后肩从会阴前缘缓慢娩出。双肩娩出后，右手方可放松，最后双手协助胎体及下肢相继以侧位娩出	5	
		拉直气道，用吸耳球吸口鼻腔内黏液和羊水	4	
		吸净呼吸道黏液和羊水后，用手轻拍新生儿足底，刺激新生儿啼哭	2	
	断脐及包扎（7分）	先在距脐根 10～15 cm 处结扎脐带一次	1	
		再在距脐根 0.5～1cm 处结扎脐带（用气门芯结扎），根部用75%的酒精消毒，断面用2%的碘酊消毒，包扎脐带	2 2 2	
	胎盘娩出及检查（10分）	确定胎盘已剥离，协助胎盘娩出。在宫缩时左手握住宫底并按压，同时右手轻拉脐带，当胎盘娩出至阴道口时，接产者用双手捧住胎盘，向一个方向旋转并缓慢向外牵拉，协助胎膜完整剥离排出	7	
		将娩出的胎盘铺平，先检查胎盘母体面的胎盘小叶有无缺损。然后将胎盘提起，检查胎膜是否完整，再检查胎盘边缘有无血管断裂，及时发现副胎盘，并测量胎盘的大小、厚度、脐带的长度	3	
	检查软产道及产后观察（5分）	检查软产道有无裂伤，若有裂伤，按解剖层次缝合	2	
		撤下用物，臀下垫无菌巾，盖好被子	1	
		产后观察 2 小时并记录	2	

续表

项目总分	项目内容	操作要求	分值	得分/扣分
综合评价（16分）	操作质量	操作准确、熟练、整体性好，无菌观念强	6	
	操作态度	认真、严谨，树立“以母儿的健康为中心”的整体护理观念	2	
	理论知识	熟悉操作的理论知识	5	
	操作时间	操作全程不超过12分钟，超时1分钟扣1分	3	
总 分			100	

四、实训要求

1. 本实训要求学生操作和口述操作的理论知识同步进行，即一边说，一边做。
2. 操作规范、准确、严格按照无菌要求进行操作。
3. 外阴消毒一定按顺序：小阴唇→大阴唇→阴阜→两腿内1/3→会阴→左右臀→肛周冲洗顺序：从上→下，从外→内。
4. 接生时的站姿是弓字步，一是保护会阴时好用力，二是外形优美。保护会阴的时机（阴唇后联合紧张时），用力方法向上向内。
5. 枕骨在耻骨弓下露出时才帮助胎头仰伸。
6. 胎儿后肩娩出后，保护会阴的手才能松开。
7. 胎儿娩出后，首先是清理呼吸道，呼吸道清理干净，才能刺激呼吸。
8. 第二次断脐，脐带距脐根的距离保持在0.5～1cm。
9. 协助胎盘娩出时一定向一个方向旋转。
10. 操作完毕，需口述在产房观察2小时，观察阴道流血量、子宫收缩及膀胱充盈情况等。

实训三 新生儿窒息救护

一、学习目标

1. 掌握新生儿窒息救护的程序和步骤。
2. 掌握人工呼吸及胸外心脏按压的方法。

二、用物准备

新生儿复苏模型及新生儿模型，远红外线辐射抢救台、复苏器、毛巾、成套的一次性气管插管、喉镜、低压吸痰器、吸引器、面罩气囊、给氧装置、复苏药物等。

三、操作程序及评分标准

新生儿窒息救护的操作程序及评分标准

项目总分	项目内容	操作要求	分值	得分/扣分
素质要求（4分）	仪表举止	仪表大方，举止端庄，动作敏捷，态度和蔼	2	
	服装服饰	服装鞋帽整洁，头发、着装符合要求	2	
操作前准备（6分）	环境	评估环境：温度适宜、光线适中	2	
	用物	用物准备齐全，摆放合理	2	
	护士	修剪指甲、戴口罩，手要温暖	2	
操作步骤（75分）	清理呼吸道（A）（24分）	保暖：擦净新生儿身上的血迹和羊水，将新生儿放在远红外线辐射抢救台上	2	
		吸痰：将吸痰管一端插入新儿咽喉部，另一端接低压吸痰器吸尽黏液和羊水，接面罩气囊加压给氧	4	
		气管插管：重度窒息，立即气管内插管	2	
		摆正体位：仰卧，头部略后仰	6	
		插入喉镜找声门：右手稳住胎头，左手握镜，将喉镜叶片沿舌面滑入，顶端达会厌软骨，轻轻上抬，将舌头抬起，暴露声门	4	
		插入气管套管：右手持气管套管沿口腔右侧		
		导入管子，看准声门将管子推入，直到管子上的声带线达声门水平，右手将管子固定于患儿唇部，左手小心退出叶片及金属蕊	2	
		固定管子		
		抽吸气管内胎粪及分泌物	2	
		接面罩气囊正压给氧	2	
	人工呼吸（B）（14分）	彻底清理呼吸道的后，刺激呼吸，轻拍足底或轻弹足底	2	
		口对口人工呼吸：无菌纱布覆盖新生儿口上，一手托颈部，另一手置上腹部，对准新生儿口部吹气，轻压上腹排气，30次/分	8	
		按压胸部人工呼吸，握住新生儿两臂向头两侧外展，再将两臂交叉放胸部轻压16次/秒	4	
	循环复苏（C）（18分）	给氧后心率仍<80次/分，给予体外心脏按压	10	
		拇指法（双手按压）　两拇指重叠放于患儿胸骨体中下1/3交界处，其余四指握住胸背部，拇指轻压胸骨，深度1.5～2cm，频率100次/分		
		两指法（单手按压）　一手中、示指并排放在患儿胸骨中下1/3交界处按压，幅度及频率同拇指法	8	

续表

项目总分	项目内容	操作要求	分值	得分/扣分
操作步骤（75分）	药物治疗（D）（10分）	脐静脉注射给药或脐静脉插管给药 刺激心跳用肾上腺素 0.2ml/kg 静脉注射 纠正酸中毒常用 5%碳酸氢钠 3.3ml/kg，加等量葡萄糖液）脐静脉 5min 内缓慢推注	5 5	
	复苏后监护（E）（9分）	复苏过程中随时评价新生儿的皮肤颜色、自主呼吸、心率、喉反射、肌张力，为确定进一步的抢救方法提供依据 侧卧、保温、吸氧、新生儿评分	5 4	
综合评价（15分）	操作方法	程序正确，动作规范、美观，操作熟练	5	
	操作效果	动作敏捷，整体性好	3	
	操作态度	认真、严谨，有良好的职业道德严谨，树立“以母儿的健康为中心”的整体护理观念	2	
	操作时间	操作全程不超过 8 分钟，每超过 30 秒扣 1 分	5	
总 分			100	

四、实训要求

1. 严格按照 ABCDE 顺序进行抢救。
2. 操作中动作要规范、准确、敏捷，分秒必争。
3. 口对口人工呼吸的操作，频率 30 次/分。
4. 体外心脏按压，按压胸骨体中下 1/3 交界处，深度 1.5～2cm，频率 100 次/分。

实训四 母乳喂养的指导

一、学习目标

掌握正确母乳喂养的方法。

二、用物准备

产妇模型人（乳房模型）、婴儿模型人，脸盆，纱块（毛巾）。

三、操作程序及评分标准

正常分娩接生法操作程序及评分标准

项目总分	项目内容	操作要求	分值	得分/扣分
素质要求（2分）	仪表举止	仪表大方，举止端庄，态度和蔼，面带微笑	1	
	服装服饰	服装鞋帽整洁，头发、着装符合要求	1	
操作前准备（5分）	环境	温度适宜、通风，光线明亮，适合母乳喂养	1	
	用物	用物准备齐全	2	
	操作者	修剪指甲、取下腕表、洗手（七步洗手法）、戴口罩	2	
操作步骤（75分）	哺乳前（15分）	嘱产妇洗净双手 协助产妇取最舒适放松的体位（坐位、卧位） 用温开水擦洗乳头，挤出少量乳汁使乳晕变软	3 8 4	
	哺乳（45分）	协助产妇正确的抱放新生儿在胸前 用乳头轻碰新生儿嘴唇，刺激新生儿觅食反射使其张口，正确含接乳头（含住乳头及大部分乳晕），待新生儿开始用力吮吸后，应将新生儿的小嘴轻轻往外拉约5mm，目的是将乳腺管拉直，有利于顺利哺乳 用手正确托起乳房，避免堵住新生儿鼻孔 每次哺乳以不同侧乳房开始，吸空一侧换另一侧乳房，或交替进行。一般一侧哺乳10～15分钟，也可各5分钟，交替进行，如乳汁过多新生儿不能吸完，能正确采用吸奶器或人工挤奶的方法排空乳房	5 20 5 15	
	哺乳结束（15分）	哺乳结束时，以手指轻压新生儿嘴角处乳房，使空气进入新生儿口中，将乳头乳晕轻轻抽离，挤出少许乳汁涂抹在乳头上 哺乳结束后，尽量避免立即将新生儿处于卧位，让新生儿直立靠于母亲肩上轻拍背部排出气体	7 8	
综合评价（18分）	操作质量	操作准确、熟练、整体性好	5	
	操作态度	和蔼、严谨，树立“纯母乳喂养”的整体护理观念	5	
	理论知识	熟悉相关理论知识	5	
	操作时间	操作全程不超过12分钟，每超过1分钟扣1分	3	
总　分			100	

四、实训要求

1. 要求学生操作和口述操作理论同步进行，即一边说，一边做。
2. 操作规范、准确。
3. 熟悉母乳喂养的优点，提倡纯母乳喂养。
4. 早开奶，早吸吮，产后30分钟内开始哺乳，除母乳外，禁止给新生儿喂任何食物或饮料，除非有医学指征。
5. 实行母婴同室，鼓励按需哺乳。
6. 不要给母乳喂养的婴儿吸橡皮奶头，或用奶头作安慰。

实训五 妇科检查

一、学习目标

1. 正确、熟练使用阴道窥器。
2. 掌握双合诊、三合诊、直肠一腹部诊的检查方法及护理配合。

二、用物准备

阴道窥器、消毒手套、0.2%碘伏溶液、生理盐水、液状石蜡、消毒干棉球、纱布块、垫单、长镊子或大棉签等。

三、操作程序及评分标准

妇科检查操作程序及评分标准

项目总分	项目内容	操作要求	分值	得分/扣分
素质 要求（5分）	仪表举止	仪表大方，举止端庄，语言恰当，态度和蔼，面带微笑	3	
	服装服饰	服装鞋帽整洁，头发、着装符合要求	2	
评估（7分）	患者	患者身心状况、意识、合作程度	2	
		婚育史，末次月经时间，有无阴道流血及腹痛	3	
	环境	安静、清洁、温湿度适宜、遮蔽	2	
操作前准备（10分）	护士	修剪指甲，洗手（六步洗手法），戴口罩，核对医嘱	2	
	环境	安静清洁、温暖、光线充足、屏风遮挡患者	2	
	用物	用物准备齐全，摆放合理有序 用物：阴道窥器、润滑剂、垫单、消毒手套、大棉签或棉球、消毒液等	4	
	患者	排空膀胱，取膀胱截石位，穿单腿裤保暖	2	

续表

项目总分	项目内容	操作要求	分值	得分/扣分
操作步骤（70分）	核对解释（2分）	再次核对患者、解释操作目的及配合技巧	2	
	取体位，铺垫单（6分）	协助患者取膀胱截石位，充分暴露会阴部，臀下垫一次性垫巾，一人一垫	4	
		注意保暖，保护私隐	2	
	戴无菌手套外阴检查（7分）	双手戴无菌手套	2	
		观察外阴发育情况，有无畸形、赘生物等异常，注意皮肤和黏膜色泽，注意处女膜的完整性。检查时让患者用力向下屏气，观察有无阴道前壁或后壁脱垂、子宫脱垂及尿失禁等	5	
	准备阴道窥器（3分）	选择合适型号的阴道窥器，并检查张合是否灵活。将窥器两叶前端合拢，用棉签于表面涂润滑剂。如拟作宫颈细胞学检查或阴道分泌物涂片检查时，则不宜用润滑剂，可改用生理盐水润滑，以免影响检查效果	3	
	阴道窥器检查（15分）	方法：1. 用左手将两侧小阴唇分开，右手将窥器斜行沿着阴道后侧壁缓慢插入阴道内。2. 边插入边将窥器两叶转正，避开宫颈，缓慢张开两叶，暴露阴道壁、宫颈及阴道穹窿部，然后旋转窥器，充分暴露阴道各壁，检查阴道及宫颈情况。3. 扭松侧壁旋钮，放松窥器两叶，将窥器稍向外退出，避开宫颈后将两叶缓慢合拢后斜行退出阴道	10	
		转动窥器时应先放松窥器两叶，转到适当角度后再张开，减轻患者不适，鼓励患者放松	2	
		操作中询问患者感觉，观察患者反应	3	
	双合诊（20分）	1. 右手（或左手）示、中两指蘸滑润剂，沿阴道后壁轻轻插入，检查阴道及阴道穹窿情况。2. 扪触宫颈大小、形状、硬度及外口情况，有无接触性出血。初步判断子宫前后倾位。3. 将阴道内两指放在宫颈后方，另手掌心朝下手指平放在患者腹部平脐处，当阴道内手指向上向前方抬举宫颈时，腹部手指往下往后按压腹壁，并逐渐向耻骨联合部位移动，扪清子宫的位置、大小、形状、软硬度、活动度以及有无压痛。4. 扪清子宫情况后，将阴道内两指由宫颈后方移至一侧穹窿部，另一手从同侧下腹壁髂嵴水平开始，由上往下按压腹壁，与阴道内手指相互对合，以触摸该侧子宫附件区有无肿块、增厚或压痛等。同样的方法检查另一侧附件区	16	
		用力适当，防止包块受挤压后破裂	2	
		先健侧再患侧	2	

续表

项目总分	项目内容	操作要求	分值	得分/扣分
操作步骤（70分）	三合诊（6分）	双合诊后检查者阴道内中指退出阴道外，置于肛门处，中指按摩肛门2～3周，使之放松，将中指插入直肠，与阴道内示指及腹部的左手配合进行盆腔检查。其余步骤同双合诊	4	
		缓慢将右手示指及中指退出阴道及直肠，观察指套上有无血迹情况	2	
	直肠-腹部诊（3分）	检查者一手示指伸入直肠，另一手在腹部配合检查。方法同前	3	
	检查后处理（8分）	协助患者坐起，并缓慢下床，穿好裤子	2	
		指导患者注意事项	2	
		清理用物（用物按消毒技术规范要求处理，垃圾分类处理），洗手，记录	4	
综合评价（8分）	患者	安全舒适，无明显疼痛及其他不适感，配合操作	2	
	护士	方法正确，动作轻柔，爱患观念强	3	
	操作时间	操作全程不超过15分钟，每超过1分钟扣1分	3	
总　分			100	

四、实训要求

1. 检查前取得患者的知情同意，检查时关心体贴、遮挡患者，语言亲切，动作轻柔。

2. 检查前嘱咐患者排空膀胱，必要时先导尿。大便充盈者应在排便或灌肠后进行。

3. 每检查一人，应更换一块臀垫、无菌手套和检查器械，以防交叉感染。

4. 患者取膀胱截石位。患者臀部置于台缘，头部略抬高，两手平放于身旁，以使腹肌松弛。检查者面向患者，立在患者两腿之间。不宜搬动的危重患者可在病床上检查。

5. 正常情况下月经期应避免检查，如为阴道异常出血必须检查时，检查前应先消毒外阴，并使用无菌手套及器械，以防发生感染。

6. 对无性生活患者应行直肠一腹部诊，禁做阴道窥器检查和双合诊检查。如确有检查必要时，应在其本人及家属同意后方可进行阴道窥器检查或双合诊检查。

7. 护士对患者进行妇科检查时，需有一名医护人员在场，以减轻患者紧张心理和避免发生不必要的误会。

8. 妇科检查是护士必须熟练掌握的一项技术操作，除课堂实训2个学时外，要求课余时间加强训练，以达到预期目标。

实训六　会阴擦洗/冲洗

一、学习目标

1. 掌握会阴擦洗/冲洗的操作原则。
2. 掌握会阴擦洗/冲洗的操作要点及注意事项。

二、用物准备

药液（1∶5000的高锰酸钾溶液，0.2%碘伏溶液等），会阴擦洗盘，无菌碗2个内盛棉球数个、无菌镊子2把、干纱布两块、无菌干纱球1～2个，一次性垫巾，一次性手套。会阴冲洗时备冲洗壶和便盆。

三、操作程序及评分标准

会阴擦洗/冲洗操作程序及评分标准

项目总分	项目内容	操作要求	分值	得分/扣分
素质要求（5分）	仪表举止	仪表大方，举止端庄，语言恰当，态度和蔼，面带微笑	3	
	服装服饰	服装鞋帽整洁，头发、着装符合要求	2	
评估（7分）	患者	患者身体状况、意识、合作程度	2	
		会阴、白带情况；如有尿管，是否通畅	3	
	环境	安静、清洁、温湿度适宜、遮蔽	2	
操作前准备（10分）	护士	修剪指甲、洗手（六步洗手法）、戴口罩、核对医嘱	2	
	环境	安静清洁、温暖、光线适中、屏风遮挡患者	2	
	用物	用物准备齐全，摆放合理有序 会阴擦洗用物：药液（1∶5000的高锰酸钾溶液，0.2%碘伏溶液等），会阴擦洗盘，无菌碗2个内盛棉球数个、无菌镊子2把、干纱布两块、无菌干纱球1～2个，一次性垫巾，一次性手套。会阴冲洗时备冲洗壶和便盆	4	
	患者	排空膀胱，穿单腿裤保暖	2	
操作步骤（68分）	核对解释（3分）	再次核对患者、解释操作目的及配合技巧	3	
	取适宜体位（9分）	患者排空膀胱，协助患者脱去一侧裤腿，穿单腿裤	3	
		取屈膝仰卧位暴露外阴	2	
		注意保暖	2	
		协助指导患者	2	

续表

项目总分	项目内容	操作要求	分值	得分/扣分
操作步骤（68分）	垫治疗单（3分）	协助患者臀下垫一次性垫巾，动作轻柔、干净利落	3	
	擦洗（46分）	擦洗3遍： 第1遍擦洗的顺序为自上而下，由外向内（阴阜—两侧大腿中上1/3—大小阴唇—会阴体部—肛门周围及肛门），初步清除外阴的分泌物和血迹	10	
		第2遍擦洗的顺序为自上而下，由内向外（阴道口—小阴唇—大阴唇—阴阜—两侧大腿中上1/3-会阴体部-肛门周围及肛门），或者以伤口为中心，逐渐向外，最后擦洗肛门周围及肛门	10	
		第3遍顺序同第2遍	10	
		如需进行冲洗者，需另备冲洗壶和便盆，调节好冲洗液的温度。冲洗时用无菌纱布堵住阴道口	5	
		最后用干棉球或干纱布擦干	5	
		顺序正确	3	
		操作熟练	3	
	擦洗后（7分）	撤去一次性垫巾，取下单腿裤，协助患者穿好裤子，取舒适卧位	3	
		清理用物	2	
		脱手套，洗手，记录	2	
综合评价（10分）	患者	能复述擦洗的目的，配合操作，安全舒适	2	
	护士	程序正确，动作规范、轻巧，无菌观念强，操作中无污染现象	3	
		认真、严谨，关心患者，沟通有效	2	
	操作时间	操作全程不超过10分钟，每超过1分钟扣1分	3	
总 分			100	

四、实训要求

1. 严格遵守无菌操作，镊子不可混用。
2. 擦洗动作轻稳，注意擦洗顺序。

实训七　阴道灌洗

一、学习目标

1. 掌握阴道灌洗的操作原则。
2. 掌握阴道灌洗的操作要点及注意事项。

二、用物准备

灌洗装置：灌洗筒1个、橡胶管（带调节夹）1根、灌洗头1个。

灌洗溶液：常用的有1∶5000高锰酸钾溶液、0.2%的碘伏溶液、1%乳酸溶液、0.5%醋酸溶液、2%～4%碳酸氢钠溶液、20%温无菌肥皂溶液、生理盐水等。

灌洗包：内装长柄卵圆钳2把，干纱球数个，治疗碗1个，阴道窥器1个。

另备一次性垫巾1张，一次性手套1双，便盆1个。

三、操作程序及评分标准

阴道灌洗操作程序及评分标准

项目总分	项目内容	技术要求	分值	得分/扣分
素质要求（5分）	仪表举止	仪表大方，举止端庄，语言恰当，态度和蔼，面带微笑	3	
	服装服饰	服装鞋帽整洁，头发、着装符合要求	2	
评估（7分）	患者	患者身体状况、意识、合作程度	2	
		末次月经时间，有无阴道流血	3	
	环境	安静、清洁、温湿度适宜、遮蔽	2	
操作前准备（10分）	护士	修剪指甲、洗手（六步洗手法）、戴口罩、核对医嘱	2	
	环境	安静清洁、温暖、光线充足、屏风遮挡患者	2	
	用物	用物准备齐全，摆放合理有序 灌洗装置：灌洗筒1个、橡胶管（带调节夹）1根、灌洗头1个 灌洗溶液：常用的有1∶5000高锰酸钾溶液、0.2%的碘伏溶液、1%乳酸溶液、0.5%醋酸溶液、2%～4%碳酸氢钠溶液、20%温无菌肥皂溶液、生理盐水等 灌洗包：内装长柄卵圆钳2把，干纱球数个，治疗碗1个，阴道窥器1个 另备一次性垫巾1张，一次性手套1双，便盆1个	3	
		检查冲洗头开关	1	
	患者	排空膀胱，取膀胱截石位，穿单腿裤保暖	2	

续表

项目总分	项目内容	技术要求	分值	得分/扣分
操作步骤（70分）	核对解释（2分）	再次核对患者、解释操作目的及配合技巧	2	
	配制灌洗溶液（6分）	按需要配制灌洗溶液500～1000ml，溶液温度41～43℃	2	
		灌洗筒挂于距床面60～70cm的支架上	2	
		排去管内空气	2	
	取适宜体位（6分）	患者排空膀胱，协助患者脱去一侧裤腿，穿单腿裤	2	
		取膀胱截石位充分暴露会阴部	2	
		注意保暖，保护私隐	2	
	垫治疗单，放便盆（3分）	协助患者臀下垫一次性垫巾，放好便盆，动作轻柔、干净利落	3	
	灌洗（40分）	冲洗外阴部：用一把卵圆钳夹纱球蘸肥皂液擦洗阴道口－两侧小阴唇－两侧大阴唇，用灌洗液将外阴肥皂液冲净	12	
		灌洗阴道、穹窿部及宫颈：戴手套，放置阴道窥器充分暴露宫颈，手持灌洗头，轻巧转动阴道窥器，用灌洗液冲洗宫颈、穹窿部、阴道壁，冲净分泌物	12	
		再次冲洗外阴部：灌洗液剩下100ml时，关闭冲洗头开头，退出灌洗头，取出阴道窥器，再次冲洗外阴部	10	
		方法及顺序正确	3	
		操作熟练，液体分配合理	3	
	擦干外阴部（5分）	扶起患者坐于便盆上，让阴道内残留的液体流出后躺下，撤去便盆，用干纱布擦干外阴部	3	
		操作熟练，动作轻柔	2	
	操作后处理（8分）	撤去一次性垫巾，取下单腿裤，协助患者穿好裤子，护送患者回病房	3	
		清理用物：用物按消毒技术规范要求处理，垃圾分类处理	3	
		脱手套，洗手（六步洗手法），记录	2	
综合评价（8分）	患者	安全舒适，无烫伤或着凉，配合操作，	2	
	护士	程序正确，动作规范、轻巧，无菌观念强	2	
		认真、严谨，关心患者，沟通有效	2	
	操作时间	操作全程不超过10分钟，每超过1分钟扣1分	2	
总　分			100	

四、实训要求

1. 严格遵守无菌操作，物品不可混用。

2. 灌洗溶液温度 41～43℃，以患者感觉舒适为宜。

3. 灌洗筒与床面的距离不超过 70cm。

4. 注意灌洗时动作应轻柔。

5. 排除阴道灌洗的禁忌证。有下列情况者禁忌行阴道灌洗，只做外阴擦洗，以免引起上行性感染：

（1）月经期、不规则阴道流血。

（2）妊娠期。

（3）产后或人工流产术后宫颈内口未闭。

（4）宫颈癌患者有活动性出血者，为防止大出血，禁止灌洗。

实训八　会阴热敷

一、学习目标

1. 掌握会阴热敷的操作原则。

2. 掌握会阴热敷的操作要点及注意事项。

二、用物准备

无菌换药包（弯盘 2 个、镊子 2 把、棉球）、棉垫、干纱布、凡士林、一次性垫单、一次性手套、有盖搪瓷罐沸水或 50%硫酸镁（内有纱布若干）。

三、操作程序及评分标准

会阴热敷操作程序及评分标准

项目总分	项目内容	操作要求	分值	得分/扣分
素质要求（5 分）	仪表举止	仪表大方，举止端庄，语言恰当，态度和蔼，面带微笑	3	
	服装服饰	服装鞋帽整洁，头发、着装符合要求	2	
评估（7 分）	患者	核对医嘱及患者	2	
		患者身心状况、合作程度，伤口情况	3	
	环境	安静、清洁、温湿度适宜、遮蔽	2	
操作前准备（10 分）	护士	修剪指甲、洗手（六步洗手法）、戴口罩	2	
	环境	安静清洁、温暖、光线适中、屏风遮挡患者	2	

续表

项目总分	项目内容	操作要求	分值	得分/扣分
操作前准备（10分）	用物	用物准备齐全，摆放合理有序 用物：无菌换药包（弯盘2个、镊子2把、棉球）、棉垫、干纱布、凡士林、一次性垫单、一次性手套、有盖搪瓷罐沸水或50%硫酸镁（内有纱布若干）	4	
	患者	解释操作目的及配合技巧，协助取合适体位	2	
操作步骤（70分）	核对解释（2分）	再次核对患者、解释	2	
	配制热敷纱布（3分）	准备41～48℃的50%硫酸镁溶液，内置纱布若干	3	
	暴露伤口（2分）	协助患者充分暴露伤口，臀下垫一次性垫巾，注意保暖	2	
	清洁会阴（12分）	按会阴擦洗方法，清洁会阴后擦干，动作轻柔	12	
	热敷（41分）	病变部位先涂一薄层凡士林，盖上纱布，再将热敷溶液中的纱布轻轻敷上，外面盖上大棉垫保温	30	
		每3～5分钟更换热敷料一次，也可在棉垫外放热水袋保温，以延长更换敷料时间	5	
		每次热敷时间15～30分钟，每日2～3次	3	
		操作熟练	3	
	操作后处理（10分）	撤去一次性垫巾，协助患者穿好裤子，取舒适体位	4	
		清理用物：用物按消毒技术规范要求处理，垃圾分类处理	3	
		脱手套，洗手（六步洗手法），记录	3	
综合评价（8分）	患者	能复述会阴热敷的目的，配合操作，安全舒适，无烫伤或着凉	2	
	护士	程序正确，动作规范、轻巧，无菌观念强，操作中无污染现象	2	
		认真、严谨，关心患者，沟通有效	2	
	操作时间	操作全程不超过10分钟，每超过1分钟扣1分	2	
总　分			100	

四、实训要求

1. 注意热敷的温度一般为41～48℃，以防止烫伤。

2. 热敷面积一般为病灶范围的2倍。

实训九 阴道、宫颈上药

一、学习目标

1. 掌握阴道、宫颈上药的操作原则。
2. 掌握阴道、宫颈上药的操作要点及注意事项。

二、用物准备

阴道灌洗用物一套，阴道窥器、干棉球、长棉签、带尾线的大棉球或纱球、长镊子、药品、一次性手套1双。

三、操作程序及评分标准

阴道、宫颈上药操作程序及评分标准

项目总分	项目内容	操作要求	分值	得分/扣分
素质要求（5分）	仪表举止	仪表大方，举止端庄，语言恰当，态度和蔼，面带微笑	3	
	服装服饰	服装鞋帽整洁，头发、着装符合要求	2	
评估（7分）	患者	患者身体状况、意识、合作程度	2	
		末次月经时间，有无阴道流血	3	
	环境	安静、清洁、温湿度适宜、遮蔽	2	
操作前准备（10分）	护士	洗手（六步洗手法）、戴口罩、核对医嘱	2	
	环境	安静清洁、温暖、光线充足、屏风遮挡患者	2	
	用物	用物准备齐全，摆放合理有序 用物：阴道灌洗用物一套，阴道窥器、干棉球、长棉签、带尾线的大棉球或纱球、长镊子、药品、一次性手套1双	4	
	患者	排空膀胱，取膀胱截石位，穿单腿裤保暖	2	
操作步骤（70分）	核对解释（3分）	再次核对患者、解释，取得合作	3	
	取适宜体位（8分）	患者排空膀胱，协助患者脱去一侧裤腿，穿单腿裤	2	
		取膀胱截石位充分暴露会阴部	2	
		臀下垫一次性垫巾，一人一垫	2	
		注意保暖，保护私隐	2	

续表

项目总分	项目内容	操作要求	分值	得分/扣分
操作步骤（70分）	暴露并擦拭阴道、宫颈（12分）	戴手套，放置阴道窥器，阴道、宫颈充分暴露，用消毒棉球拭去阴道、宫颈及穹窿部的分泌物（或行阴道灌洗，用灌洗液冲洗宫颈、穹窿部、阴道壁，冲净分泌物）	10	
		操作熟练，双手配合协调	2	
	上药（34分）	局部用药（涂抹法）：转动阴道窥器，用长棉签蘸粉状药物涂在阴道壁或宫颈上 喷雾法：用喷雾器将药物均匀地喷洒在炎症组织的表面 药片纳入法：将卵圆钳将药物直接置于阴道后穹窿处 宫颈棉球上药：先将带尾线的大棉球蘸上药液或药粉，再将棉球塞于宫颈处，将棉球尾线置于阴阜侧上方并用胶布固定	30	
		操作中询问患者的感觉，观察患者反应	2	
		操作熟练，双手配合协调	2	
	取出阴道窥器（3分）	取出阴道窥器，药物和带尾棉球未掉出	3	
	操作后处理（10分）	撤去一次性垫巾，协助患者穿好裤子，整理好衣物	2	
		指导患者注意事项： 月经期、有阴道流血的患者不宜上药 带线棉球12～24小时后自行取出	4	
		清理用物：用物按消毒技术规范要求处理，垃圾分类处理	2	
		脱手套，洗手（六步洗手法），记录	2	
综合评价（8分）	患者	配合操作，安全舒适	2	
	护士	程序正确，动作规范、轻巧，无菌观念强，无物品留于生殖道	2	
		认真、严谨，关心患者，沟通有效	2	
	操作时间	操作全程不超过10分钟，每超过1分钟扣1分	2	
总　分			100	

四、实训要求

1. 严格遵守无菌操作，物品不可留于生殖道。
2. 月经期或阴道出血者不宜阴道宫颈上药。
3. 阴道壁上非腐蚀性药物时，应转动阴道窥器，将药物均匀地涂布阴道壁。
4. 使用腐蚀性药物时，注意保护阴道壁及宫颈正常组织。
5. 阴道内带线棉球12～24小时后自行取出。

6. 未婚女性上药时不可使用阴道窥器，可用长棉签涂抹。
7. 用药期间禁止性生活。

实训十　会阴切开缝合术

一、学习目标

1. 掌握会阴切开缝合术的操作原则。
2. 掌握会阴切开缝合术的操作要点及护理配合。
3. 掌握会阴切开缝合术的注意事项。

二、用物准备

侧切缝合包 1 个（内含会阴切开剪刀、有齿小镊、持针器、血管钳 4 把、三角缝针、圆缝针、0 号或 1 号铬制肠线、1 号丝线、纱布若干、带尾纱布卷 1 个），麻醉用物（10ml 注射器、长穿刺针头 1 个、利多卡因 10ml 或 0.5%～1%普鲁卡因 20ml），碘伏棉球数个等。

三、操作程序及评分标准

会阴切开缝合术操作程序及评分标准

项目总分	项目内容	操作要求	分值	得分/扣分
素质要求（5 分）	仪表举止	仪表大方，举止端庄，语言恰当，态度和蔼，面带微笑	3	
	服装服饰	服装鞋帽整洁，头发、着装符合要求	2	
评估（7 分）	产妇	产妇一般情况、心理状态、合作程度	2	
		产程进展情况，宫口是否开全，胎先露高低，胎心情况，宫缩强弱，会阴情况	3	
	环境	安静、整洁、温湿度适宜、光线适宜、遮蔽	2	
操作前准备（10 分）	助产士	洗手，戴口罩、无菌手套，穿手术衣	2	
	环境	安静、整洁、温湿度适宜、光线明亮，屏风遮挡	2	
	用物	用物准备齐全，摆放合理有序 用物：侧切缝合包 1 个，麻醉用物，碘伏棉球数个等	4	
	产妇	理解操作的必要性，积极配合，外阴已消毒	2	
操作步骤（70 分）	核对解释（2 分）	再次核对患者，解释操作目的及配合技巧	2	
	切口部位皮肤消毒（2 分）	以切口为中心，用碘伏棉球由内向外消毒皮肤，消毒范围距切口 5cm 以上	2	

续表

项目总分	项目内容	操作要求	分值	得分/扣分
操作步骤（70分）	麻醉（10分）	会阴神经阻滞麻醉或会阴神经局部浸润麻醉	4	
		进针部位：肛门与坐骨结节连线之中点	1	
		左手引导，右手进针，部位准确	2	
		回抽未见血液确定未入血管后注药	2	
		用量：1/2溶液	1	
	选择会阴切开时机（2分）	会阴部扩张变薄，胎儿娩出前5～10分钟时切开。行阴道助产术时，准备实施手术前切开	2	
	会阴侧斜切开（10分）	1. 宫缩间歇期放入会阴切开剪：左手示、中二指伸入阴道内，放于胎先露与阴道壁之间，撑起左侧阴道壁。右手持会阴切开剪刀，一叶沿示、中二指之间置于阴道内，一叶置于阴道外，剪刀切线与会阴后联合中线向左侧呈45°角	4	
		2. 切开：在宫缩会阴皮肤绷紧时，切开角度为60°，一次全层剪开会阴切口长约4～5cm	4	
		3. 止血：切开后用纱块压迫止血，小动脉出血多时可钳夹止血	2	
	会阴切口缝合（30分）	1. 检查软产道及切口情况：缝合前检查宫颈、阴道、阴道前庭、小阴唇有无裂伤，切口有无延伸	2	
		2. 放置纱布卷：右手持带尾纱布卷塞入阴道顶端，以免宫腔血液流出影响缝合视野，充分暴露阴道伤口顶端	2	
		3. 缝合伤口 缝合阴道黏膜：用圆针、铬制肠线自切口顶端上方0.5cm开始，直至处女膜环，间断或连续缝合阴道黏膜及黏膜下组织，针距约1.0～1.5cm 缝合肌层和皮下组织：用圆针、铬制肠线间断缝合会阴伤口的肌层和皮下组织层 缝合皮肤：用消毒棉球进行会阴伤口皮肤的消毒后，用三角针、1号丝线间断缝合皮肤（常用褥式缝合）	24	
		按解剖关系缝合，不留死腔，缝完后将切面对合整齐	2	
	切口缝合后检查（6分）	取出阴道内纱布卷，检查无遗留纱布，观察阴道伤口顶端缝合情况	2	
		肛查，注意有无缝线穿透直肠壁，如有应拆线重新缝合	2	
		观察会阴切口对合情况，有无水肿、渗血及血肿发生	2	

续表

项目总分	项目内容	操作要求	分值	得分/扣分
操作步骤（70分）	操作后处理（8分）	行会阴擦洗，擦净会阴血迹，垫上会阴消毒垫，协助产妇取舒适体位休息	3	
		清点用物：用物按消毒技术规范要求处理，垃圾分类处理	2	
		脱手套，洗手，记录会阴切开及缝合情况，丝线缝合皮肤应记录针数	3	
综合评价（8分）	产妇	理解操作目的，配合操作，疼痛减轻，无不良并发症发生	2	
	助产士	掌握适应证，操作方法正确，动作规范、无菌观念强	2	
		认真、严谨，关心产妇，沟通良好	2	
	操作时间	操作全程不超过20分钟，每超过1分钟扣1分	2	
总　分			100	

四、实训要求

1. 会阴切开术时剪刀应与皮肤垂直，待宫缩会阴皮肤绷紧时，一次全层剪开会阴，黏膜、肌层与皮肤切口长度应一致。

2. 要求针距及边距正确及均匀，缝线应松紧适宜，皮肤切口线结排列于伤口朝上一侧，线头保留1～1.5cm。

3. 缝合阴道黏膜时，注意不能穿透直肠黏膜。切口较深或向下延长时助手可一指放直肠内指引。

4. 缝合完毕，常规作肛查，检查有无缝线穿透直肠壁。

5. 不能遗留任何物品于阴道内。

6. 缝合后产妇出现肛门坠胀感或持续性鲜红色阴道流血等情况时应及时检查。